GU RATGEBER GESUNDHEI

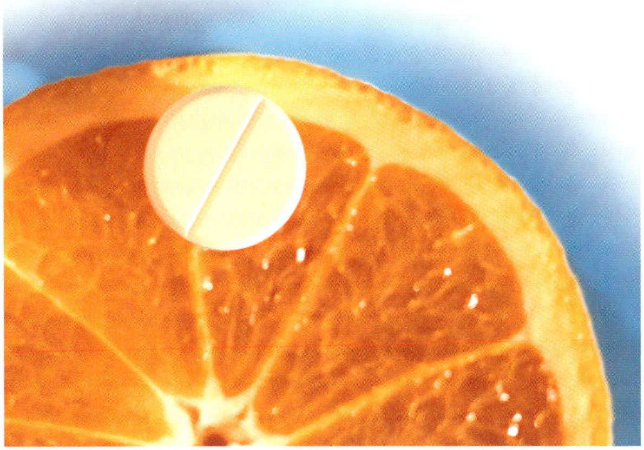

DR. MED. VOLKER SCHMIEDEL

Fit und gesund mit Vitalstoffen

- Mehr Power durch Vitamine und Mineralstoffe
- Nahrungsergänzungsmittel richtig anwenden
- Die besten Fitmacher bei Beschwerden

G|U

Inhalt

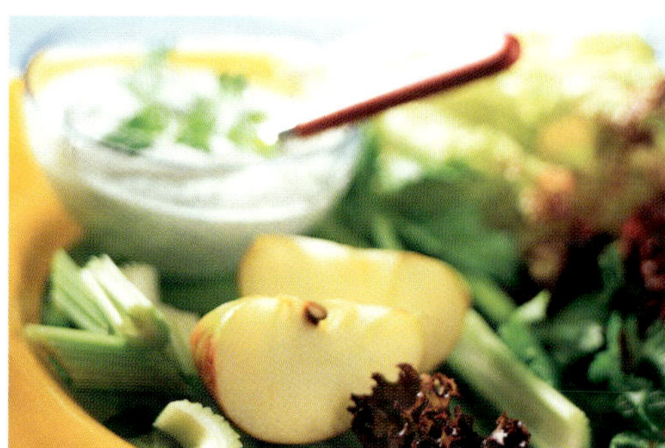

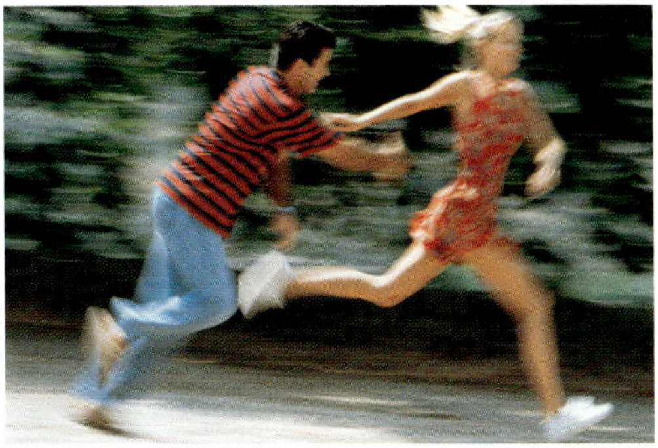

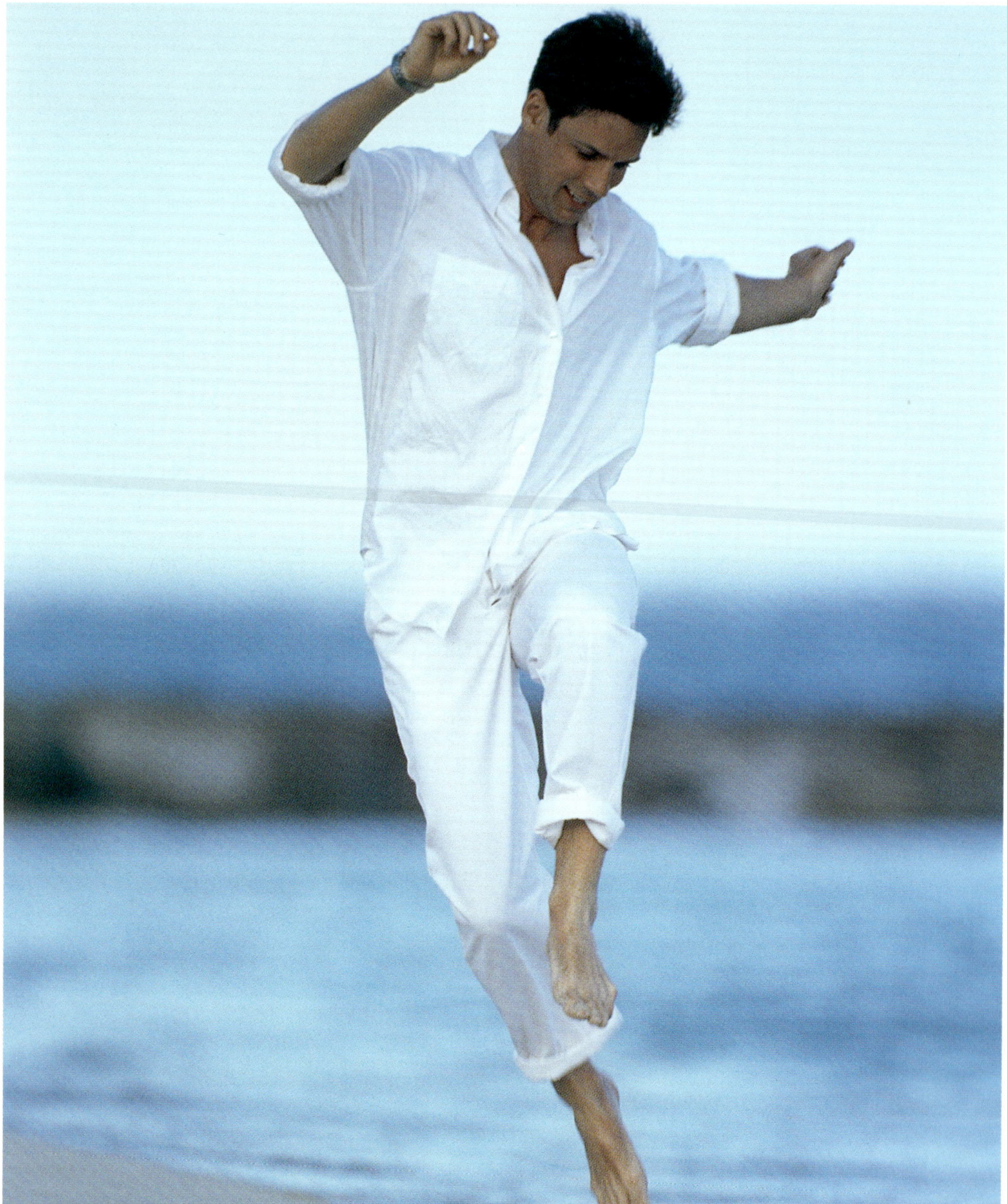

Ein Wort zuvor

Die Zeiten sind längst vorbei, da Vitamine und Mineralstoffe nur als nützliche Helfer bei Allerweltsbeschwerden galten. Neue wissenschaftliche Erkenntnisse haben gezeigt, daß in ihnen weit mehr spezifische Heilkräfte stecken, als bisher angenommen.

Industriell hergestellt und bunt verpackt stehen sie heute als Nahrungsergänzungsmittel bei den einen hoch im Kurs, bei den anderen aber im Mittelpunkt der Kritik. Gegner der Nährstoffpräparate halten sie für überflüssig und überteuert. Befürworter hingegen sind überzeugt, daß eine Ergänzung der Nahrung mit Vitaminen, Mineralstoffen, Spurenelementen und Fettsäuren zum Erhalt der Gesundheit beiträgt. Sie empfehlen sie sogar zur Vorbeugung und Heilung bestimmter Krankheiten. Enthusiastische Berichte über sensationelle Heilerfolge in der Presse tragen allerdings eher zur Verunsicherung als zur Aufklärung bei. Dieses Buch möchte deshalb sachlich über die Möglichkeiten informieren, die sich durch die Einnahme von Vitalstoffen in Form von Nahrungsergänzungsmitteln ergeben, – und auch die Grenzen aufzeigen.

Im Unterschied zu manchen Medikamenten tritt die Wirkung von Nährstoffpräparaten nicht innerhalb von Minuten oder Stunden ein. Da in der Regel die leeren Nährstoffspeicher wieder aufgefüllt und Mangelzustände korrigiert werden müssen, sollte sich jeder, der Nahrungsergänzungsmittel einnehmen möchte, darüber im klaren sein, daß der Ausgleich mehrere Monate, sogar mehr als ein Jahr in Anspruch nehmen kann.

In diesem Ratgeber lernen Sie die therapeutisch wichtigsten Vitalstoffe mit ihren Aufgaben im Körper, ihrem Wirkungsspektrum und ihren Anwendungsmöglichkeiten kennen. Sie erfahren, wann und für wen die Einnahme von Nahrungsergänzungsmitteln sinnvoll und angeraten ist, welche Mengen Sie täglich aufnehmen sollten, um sich gesund und vital zu fühlen, um Krankheiten zu vermeiden und um Beschwerden zu lindern oder zu heilen.

Sie lernen die risiko- und nebenwirkungsarme Therapie mit Vitalstoffen als ein Naturheilverfahren kennen, das gute Heilerfolge verspricht.

Dr. med. Volker Schmiedel

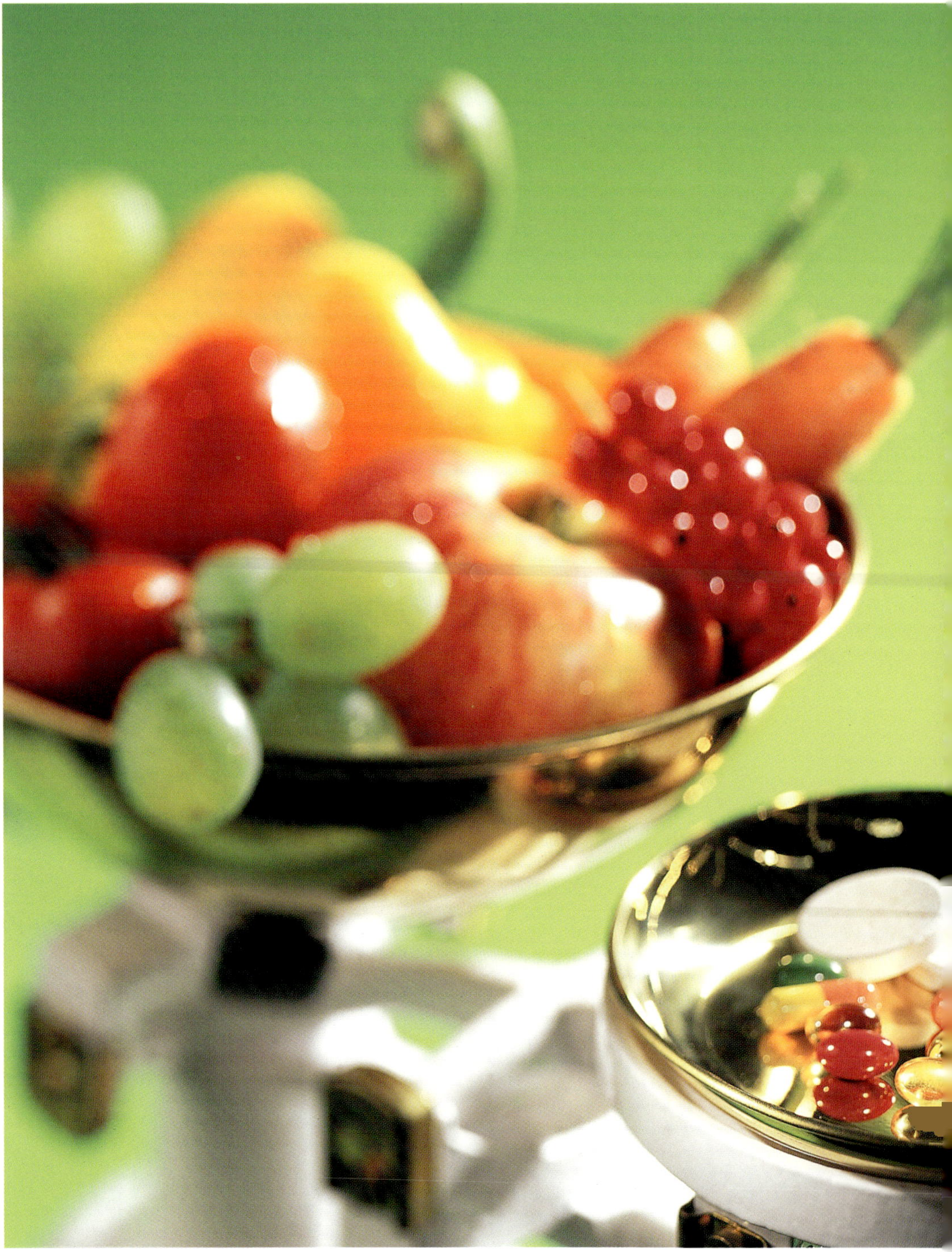

Rundum gut versorgt

Nahrungsergänzungsmittel sind in aller Munde, und viele Menschen nehmen Vitalstoffe in Form von Tabletten, Dragees und Pülverchen zu sich, um einfach fit, jung, gesund und leistungsfähig zu werden oder es zu bleiben. Doch was leisten die Präparate tatsächlich? Können sie den Wirkstoff-Cocktail der natürlichen Lebensmittel ersetzen? Wie wirken sie im Körper, und welchen therapeutischen Effekt kann man mit ihnen erzielen? Um diese Fragen geht es im folgenden Kapitel. Die Meinungen der Wissenschaftler dazu gehen noch auseinander, doch Erfahrungen bestätigen bereits die gesundheitsfördernde Wirkung von Vitaminpillen, Omega-3-Fettsäuren und anderen Ergänzungsmitteln.

Orthomolekulare Medizin – was ist das?

Übersetzt heißt die aus dem Griechischen abgeleitete Bezeichnung »orthomolekular« soviel wie »die richtigen Moleküle«. In der orthomolekularen Medizin werden demnach die richtigen Nährstoffe verwendet, die den Organismus des Menschen gesunderhalten und Krankheiten heilen können.
Heutzutage ist die Therapie mit Nährstoffen in der Schulmedizin dann anerkannt, wenn es darum geht, einem Mangel an Vitalstoffen entweder vorzubeugen oder Mangelsymptome zu beheben. Die Therapie mit hochdosierten Vitaminen bei bestimmten Krankheitsbildern stößt allerdings bei vielen konventionellen Ärzten noch auf Skepsis. Doch die Behandlung einer Blutarmut mit Eisen oder die Vorbeugung eines Kropfes durch Jodgaben sind mittlerweile anerkannte Beispiele für den Erfolg der Nährstofftherapie – auch in der schulmedizinischen Praxis. Das gilt insbesondere für Vitamin-E-Gaben bei Arteriosklerose. Die orthomolekulare Medizin, also die Behandlung mit den richtigen Nährstoffen, gewinnt daher zunehmend an Bedeutung.

Mit Nährstoffen vorbeugen und heilen

Bei einem vorübergehenden Nährstoffdefizit können Sie zu Nährstoffpräparaten greifen.

Ist die Nährstofftherapie ein Naturheilverfahren?

Die Antwort lautet: Ja und nein! Da die Substanzen, die in der Nährstofftherapie verwendet werden, sowohl in der Natur als auch im Körper des Menschen natürlicherweise vorkommen und geeignet sind, biologische Abläufe im Organismus zu fördern, kann man die Nährstofftherapie durchaus als Naturheilverfahren bezeichnen. Kritiker wenden allerdings ein, daß bei dieser Therapieform einzelne Stoffe in »unnatürlich« hohen Dosierungen und losgelöst von dem natürlichen Verbund in-

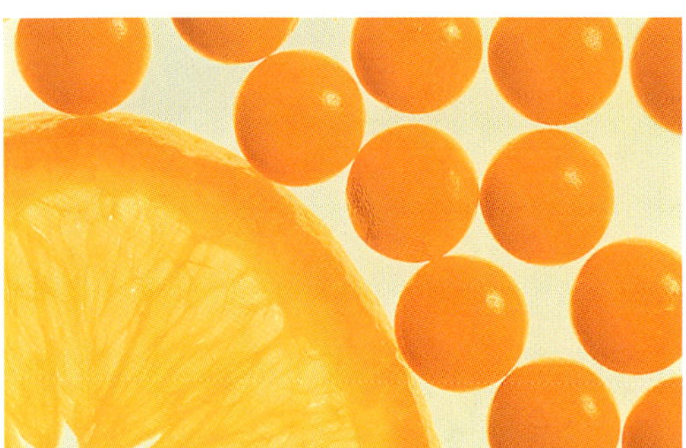

nerhalb der Nahrung gegeben werden. Diese Kritik ist in der Tat nicht ganz unberechtigt: Im Sinne einer vollwertigen, bewußten Ernährung ist es mit Sicherheit wertvoller, eine frische Orange zu essen, als Orangensaft zu trinken, und Orangensaft zu trinken ist wiederum besser, als Vitamin-C-Tabletten zu schlucken. Deshalb sollte man, um fit zu bleiben und Krankheiten zu vermeiden, auf eine vielseitige Ernährung und einen gesunden Lebensstil mit viel Bewegung, wenig Streß, wenig Alkohol und ohne Zigaretten besonderen Wert legen.

Die Selbstheilungskräfte stärken

Schulmedizinische Therapieformen unterstützen

Nährstoffe sollten Sie immer dann zusätzlich einnehmen, wenn Ihr Arzt als Krankheitsursache einen Mangel an bestimmten Nährstoffen festgestellt hat. Bestimmte Gesundheitsstörungen und Erkrankungen lassen sich allein mit einer gezielten Nährstoffzufuhr heilen – mehr darüber erfahren Sie ab Seite 63. Bei anderen Krankheitsbildern kann eine hohe Dosierung von Vitalstoffen die Basistherapie einer Erkrankung wirkungsvoll ergänzen.
Eine optimale Versorgung mit Nährstoffen gibt dem Körper die Möglichkeit, Krankheiten und Beschwerden aus eigener Kraft durch Aktivierung der Selbstheilungskräfte zu bekämpfen.

Ursachen für Nährstoffdefizite

Nährstofftherapie bei Mangelzuständen

Falsche Ernährung und übermäßiger Genußmittelkonsum sind die Hauptursachen für eine schlechte Versorgung mit Nährstoffen. Hier die wichtigsten Einflußfaktoren im einzelnen:

- Einseitige Ernährung, zum Beispiel Fast food oder extreme Diäten
- Nährstoffverluste durch lange Transportwege, unsachgemäße Lagerung, starkes Erhitzen und chemisches Konservieren
- Beeinträchtigung des Nährstoffhaushalts durch Farb- und Aromastoffe, Geschmacksverstärker und Konservierungsmittel
- Alkohol, der die Verwertung der Vitamine B_1, B_6, B_{12}, Niacin, Pantothensäure, Folsäure und Magnesium aus dem Darm stört
- Koffein in Kaffee, Tee und Kolagetränken, das die Ausscheidung von Kalium und Magnesium über die Niere erhöht

Nährstoffe – Power für den Stoffwechsel

Zur Aufrechterhaltung aller Körperfunktionen braucht der Mensch Nährstoffe, die als Brenn- und Baustoffe unseren täglichen Energiebedarf decken. Für den regelmäßigen Nachschub sorgen die energieliefernden Nährstoffe Eiweiß, Fett und Kohlenhydrate. Für ihre reibungslose Verwertung ist der Stoffwechsel auf Vitamine, Mineralstoffe und Spurenelemente als Partner angewiesen.

Wieviel Vitalstoffe braucht der Mensch?

Die Angaben zur empfohlenen Höhe der Tageszufuhr an Vitalstoffen in diesem Buch sind an den Empfehlungen der Deutschen Gesellschaft für Ernährung (DGE) orientiert und gelten für gesunde Erwachsene. Sie sind auf den Seiten 23 bis 61 jeweils unter der Überschrift »Ideale Mengen für Erwachsene pro Tag« als »Empfohlene Zufuhr« gekennzeichnet. Die Empfehlungen der DGE berücksichtigen die Mengen, die wir brauchen, um unseren täglichen Mindestbedarf an Vitalstoffen zu decken und einen Mangel zu vermeiden. Sie beziehen sich nicht auf Mengen, die wir benötigen, um Krankheiten wirkungsvoll vorzubeugen. Auch der Mehrbedarf von Menschen in besonderen Lebenssituationen bleibt bei den DGE-Empfehlungen unberücksichtigt – also etwa der Bedarf von Schwangeren und Stillenden, Kindern und Jugendlichen in der Wachstumsphase, Senioren, Menschen nach Krankheiten und Operationen oder in der Rekonvaleszenz. Die Empfehlungen lassen auch starke physische und psychische Belastungen sowie Umweltbelastungen durch Schwermetalle, Pestizide oder halogenierte Kohlenwasserstoffe außer acht. Einige Dosierungsvorschläge für die besonderen Bedarfsgruppen finden Sie in diesem Buch ab Seite 63.

Bedarfsempfehlungen sind international verschieden

Bei den Empfehlungen gibt es – je nach Vitalstoff – große Unterschiede zwischen minimaler und maximaler Dosis. Die tatsächliche Dosis sollten Sie immer Ihren individuellen Bedürfnissen anpassen und am besten mit Ihrem Arzt abstimmen. Je ausgeprägter ein Vitalstoffmangel ist, desto höher sollte die Dosierung sein, wobei diese Mengen unterschiedlich vertragen werden.

Unterschiedliche Verträglichkeit

Wann ist Nahrungsergänzung sinnvoll?

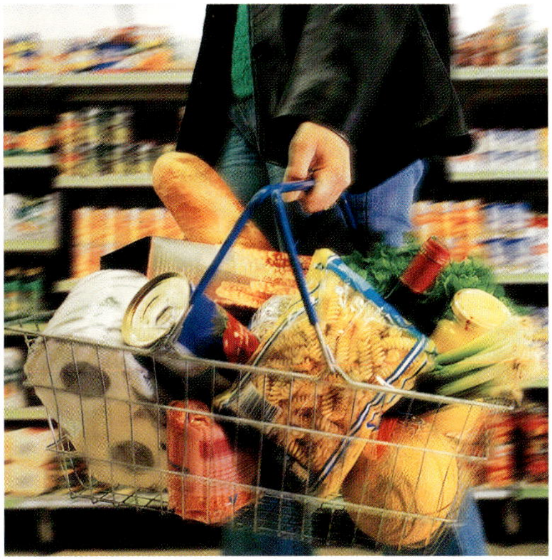

Unsere Lebensmittel weisen heutzutage einen wesentlich geringeren Gehalt an Nährstoffen auf als noch vor einigen Jahrzehnten. Dafür sind einerseits der saure Regen und die intensive landwirtschaftliche Nutzung der Böden verantwortlich. Andererseits haben sich Ernährungsgewohnheiten und Lebensstil geändert. Mit einer erhöhten Nährstoffzufuhr durch Einnahme von Nahrungsergänzungsmitteln können Sie sowohl Mangelzustände ausgleichen als auch bei ausreichender Versorgung heilsame (pharmakologische) Effekte erzielen. Bei einem Magnesiummangel beispielsweise leiden Sie unter Beschwerden wie Wadenkrämpfen, Verstopfung, Herzrhythmusstörungen oder allgemeiner Unruhe. Eine zusätzliche Portion Magnesium beseitigt diese Beschwerden – vorausgesetzt, die Dosis stimmt und Sie haben es lang genug eingenommen. Wenn neben dem Magnesiummangel noch andere Ursachen für die Beschwerden verantwortlich waren, erleben Sie zumindest eine deutliche Besserung.

Fertigprodukte aus dem Supermarkt bieten kaum noch Vitalstoffe.

Magnesium wirkt auch wie ein Medikament

Den Organismus optimal regulieren

Mit Hilfe der Nährstofftherapie wird der Körper mit allen lebenswichtigen Substanzen in ausreichenden Konzentrationen versorgt, wodurch der Organismus sämtliche regulierenden Funktionen aufrechterhalten oder wiederherstellen kann. Nährstoffe sind gewissermaßen wie Schachfiguren, auf die der Organismus im Kampf gegen krankmachende Reize wie Streß, Infektionserreger oder besondere Belastungen reagiert. So kann eine Infektion zum Beispiel bei einem Vitamin-C-Mangel leichter auftreten oder aber schwerwiegender verlaufen als bei guter Versorgung. Bei einem Mangel hat die Zufuhr des jeweiligen Nährstoffs Vorrang – am besten über die Nahrung, nach Rücksprache mit dem Arzt aber auch in Form von Nahrungsergänzungen.

Wissenswertes über Nahrungsergänzungsmittel

In der Nährstofftherapie werden in erster Linie Vitamine, Mineralstoffe, Spurenelemente, Aminosäuren, Fettsäuren und Enzyme eingesetzt – also Stoffe, die natürlicherweise in unserem Körper vorkommen. Es sind lebenswichtige Substanzen, die die Gesundheit erhalten, Krankheiten vorbeugen oder erfolgreich behandeln. Wenn Sie im Winter beispielsweise reichlich Zitrusfrüchte essen oder Vitamin C pur einnehmen, setzen Sie das Vitamin vorbeugend oder sogar therapeutisch gegen Infektionen ein.

Nahrungsmittel oder Medikament?

Nährstoffpräparate nur ergänzend verwenden

Viele Nährstoffe sind als Nahrungsergänzungspräparate im Handel. Sind sie Nahrungsmittel oder Medikamente? Beide Bezeichnungen treffen zu. Zum einen sind es Nahrungsmittelkonzentrate, zum anderen können sie wie ein Medikament wirken. Diese Zwitterstellung spiegelt sich auch in der Rechtsprechung und der Wirtschaft wider: Manche Präparate sind als Medikamente zugelassen, viele verschreibungsfähig, einige sogar verschreibungspflichtig, und wieder andere sind Diätetika. Diätetika gelten als Nahrungsmittel, für die nicht das Arzneimittel-, sondern das Lebensmittelrecht gilt. Welchen Zulassungsweg der Hersteller für ein Präparat, das er am Markt anbieten möchte, einschlägt, hängt davon ab, ob er die Nahrungsergänzungen in Apotheken, Reformhäusern, Drogerien, Naturkostläden oder in Supermärkten verkaufen möchte – möglich ist für die meisten Präparate beides.

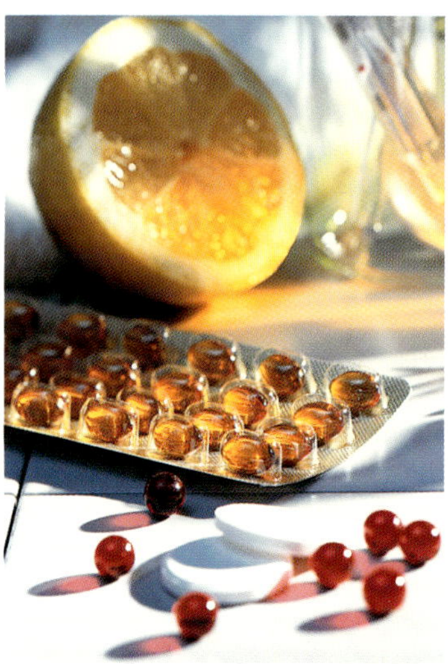

Nahrungsergänzungspräparate sind als Brausetabletten, Dragees oder Kapseln im Handel.

Mono- und Kombinationspräparate

Ein Vitalstoff oder mehrere?

Monopräparate enthalten einen einzigen Nährstoff, beispielsweise Vitamin C oder Kalium. Wenn Sie nur mit *einem* Nährstoff unterversorgt sind, sollten Sie zu einem hochdosierten Monopräparat greifen. Immer dann, wenn mehrere Nährstoffe gleichzeitig in Ihrem Körper knapp sind, einer Krankheit vorgebeugt oder sie behandelt werden soll und dabei verschiedene Substanzen als Auslöser im Spiel sind, können Kombinationspräparate ideal sein, also Präparate, die *alle* fehlenden Vitalstoffe enthalten. Bei starken körperlichen und psychischen Belastungen kann ein Multi-Vitamin-Mineral-Präparat sinnvoll sein. Besteht ein erhöhtes Infarktrisiko, sollten Sie eine Antioxidantien-Kombination einnehmen, die verschiedene antioxidativ wirkende Substanzen enthält und den Körper vor den Angriffen der freien Radikale schützt. In der Regel sind dies Beta-Karotin, Vitamin E und C sowie Selen. Ihr Therapeut kann Sie beraten, ob für Sie aufgrund des Nährstoffdefizits eher ein Mono- oder ein Kombinationspräparat als Nahrungsergänzungsmittel geeignet ist.

Freie Radikale und Antioxidantien

Chemisch gesehen sind freie Radikale sehr aggressive Moleküle. Sie versuchen, anderen Molekülen den Sauerstoff zu entreißen, dabei werden diese zerstört. Findet dieser Kampf um den Sauerstoff im menschlichen Organismus statt, so wird Gewebe beschädigt, Fette werden ranzig und Krankheiten wie Krebs, grauer Star, bestimmte Rheuma- und Arthritisformen begünstigt.
Freie Radikale entstehen bei der Atmung, besonders stark jedoch im Sauerstoffmangel, durch chemische Belastungen sowie Strahlen aus der Umwelt.
Antioxidantien können Sauerstoff an sich binden und sind in der Lage, freie Radikale zu zerstören. Als Radikalenfänger schützen sie die Körperzellen vor der Zerstörung. Diese antioxidative Wirkung entfalten das Provitamin Beta-Karotin sowie die Vitamine C und E. Die Spurenelemente Kupfer, Selen und Zink sind Bestandteil antioxidativer Enzyme und damit ebenfalls als Radikalenfänger aktiv. Antioxidativ wirken auch rote Trauben, Rotwein sowie grüner unfermentierter Tee.

Beta-Karotin, Vitamin C und E sowie Selen schützen unsere Zellen

Was Sie beim Kauf beachten sollten

Auf die Dosis kommt es an

Verschaffen Sie sich zunächst Klarheit über eine sinnvolle Dosis, die Ihren Bedürfnissen auch wirklich entspricht. Es ist ein Unterschied, ob Sie mit dem Nahrungsergänzungsmittel einen Mangel vermeiden oder einen therapeutischen Effekt erzielen möchten. Um beispielsweise einem Vitamin-C-Mangel vorzubeugen, reichen bereits 75 Milligramm Vitamin C pro Tag. Zur Bekämpfung eines drohenden grippalen Infekts oder als Vorbeugemaßnahme gegen Krebs sollte die Dosis hingegen im Grammbereich liegen. Im Zweifel suchen Sie sich einen Arzt oder Therapeuten, der Erfahrungen in der Nährstofftherapie hat und Sie bezüglich der richtigen Dosis beraten kann.

Welche Präparate wo kaufen?

Die meisten Nährstoffpräparate sind frei verkäuflich – in Supermarkt, Naturkostladen oder Reformhaus, in der Drogerie oder Apotheke. Einige hochdosierte Präparate sind allerdings rezeptpflichtig, weil sie mit Nebenwirkungen einhergehen können. Das gilt besonders für manche Selen-, Vitamin-D- und Vitamin-A-Präparate. Immer mehr Firmen bieten Importe aus dem Ausland an. Hier sollten Sie bedenken, daß Sie in der Regel die Versandkosten beim Preisvergleich mit beachten müssen. Diese Waren unterliegen nicht dem deutschen Lebensmittel- beziehungsweise Arzneimittelrecht.

TIP!

Ziehen Sie zum Preisvergleich eine sinnvolle Bezugsgröße heran, etwa eine Tagesdosis von 300 mg Magnesium:

- 60 Lutschtabletten mit je 120 mg Magnesium kosten 39,95 DM.
- Eine Tablette kostet dann: 39,95 : 60 = 0,67 DM
- Für 120 mg Magnesium müssen Sie also 0,67 DM bezahlen.
- 300 mg Magnesium kosten dann: 0,67 : 120 x 300 = 1,66 DM.

Dieses Präparat wäre recht teuer, denn ein Vergleich ergibt, daß 300 mg Magnesium derzeit deutlich unter 1 DM kosten sollten.

Ein Preisvergleich lohnt sich

Bekannte, stark beworbene Präparate sind oft sehr teuer. Andererseits sollten Sie nicht unbedingt das preiswerteste Produkt wählen, sondern auch andere Auswahlkriterien berücksichtigen. Bestimmte Darreichungsformen sind aufgrund der aufwendigeren Herstellung in der Regel auch etwas teurer. Wer zum Beispiel wegen einer Abneigung gegen Tabletten, Dragees und Kapseln lieber Brausetabletten wählt, muß tiefer in die Tasche greifen. Für Kinder oder ältere Menschen mit Schluckbeschwerden sind oft Tropfen oder Säfte einfacher einzunehmen. Auch das kostet etwas mehr. Egal wo Sie kaufen: Ein Preisvergleich lohnt sich immer, denn zur Zeit kontrolliert keiner den Markt und die Preise. Wenn Sie es genau wissen möchten, sollten Sie sich die Mühe machen, das Preisleistungsverhältnis rechnerisch zu ermitteln (siehe Tip Seite 14).

Wer mag, kauft Brausetabletten, die sich leicht in Wasser auflösen und erfrischend schmecken.

Wann bezahlt die Krankenkasse?

Die Kassen zahlen in der Regel nicht

In der Regel gehört die Nährstofftherapie zur Selbstmedikation, für die Sie selbst aufkommen müssen. Angesichts der leeren Kassen lehnen die Krankenkassen die Erstattung der Kosten meist ab, sie ist aber prinzipiell möglich. So beteiligt sie sich an den Kosten, wenn ein echter Nährstoffmangel besteht, zum Beispiel bei einem Eisenmangel als Ursache für Blutarmut.

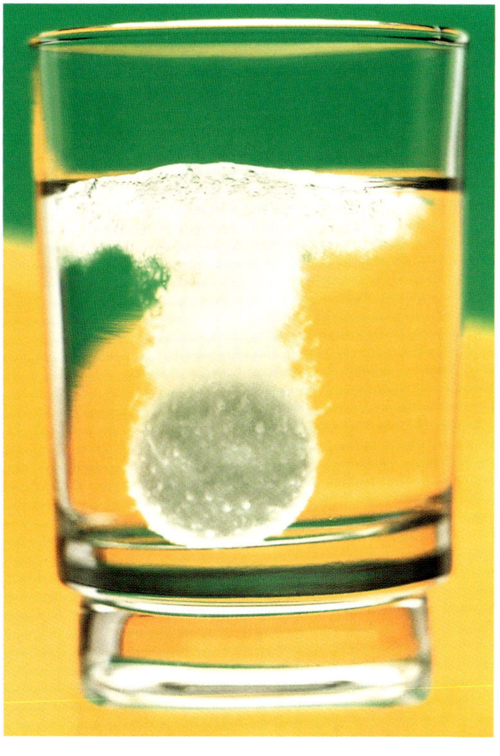

Verordnet Ihr Arzt Ihnen bei Wadenkrämpfen oder bei Herzrhythmusstörungen Magnesiumpräparate, werden die Kosten dafür meist problemlos erstattet.
Wenn Sie Ihre bisher kaum therapierbare Neurodermitis mit Gamma-Linolensäure behandeln wollen, sollten Sie vorher besser einen Antrag zur Kostenübernahme stellen.
Sprechen Sie mit Ihrem Arzt, dem Apotheker und Ihrer Krankenkasse, bevor Sie mit der Nährstofftherapie beginnen, ob das Präparat, das für Sie in Frage kommt, auch von der Kasse als erstattungsfähig anerkannt wird.

Mit Nährstoffpräparaten richtig umgehen

Dauer der Einnahme richtig abschätzen

Die Behandlung mit Nährstoffen sollte so kurz wie möglich und so lange wie nötig erfolgen. In der Regel dauert sie mehrere Monate, bei schwerwiegenden gesundheitlichen Problemen ein Jahr oder sogar lebenslang. Diese Therapieform gilt als sehr risiko- und nebenwirkungsarm. Bei längerer Behandlung oder bei höheren Dosen sollten Sie trotzdem vorsichtshalber einen erfahrenen Arzt hinzuziehen. Wenn Sie Nährstoffpräparate über einen längeren Zeitraum eingenommen haben, können Sie das Präparat versuchsweise absetzen, möglichst jedoch nicht abrupt, sondern langsam ausschleichend. Zur Vorbeugung von Arteriosklerose oder Krebs brauchen Sie antioxidativ wirkende Vitamine dagegen jahrelang, noch besser lebenslang, weil Sie den tatsächlichen Effekt der Vitalstoffe nicht messen können.

Einem Nährstoffmangel auf der Spur

Die meisten Mineralstoffe und Spurenelemente konzentrieren sich größtenteils innerhalb der Körperzellen. Zur Ermittlung dieser Konzentration hat sich inzwischen die »Vollblutanalyse« bewährt. Bei diesem sehr teuren Verfahren wird nicht nur das Serum, sondern das ganze Blut einschließlich der Blutzellen untersucht. Damit sind genauere Rückschlüsse auf den Vitalstoffgehalt in den Körperzellen möglich. Leider ist diese Methode nur wenigen Therapeuten bekannt, und nur wenige Labors führen diese Untersuchung in der Regel auch durch.

Dosierungsempfehlung und Angaben auf der Packung

Angaben auf der Packung genau lesen

Die Höhe der Dosierung hängt von Art und Schwere des Nährstoffmangels oder der Krankheit ab. Die Menge kann dabei entweder der Höhe der empfohlenen Tageszufuhr entsprechen oder auch ein Vielhundertfaches davon sein. Viele Hersteller schreiben nicht die genaue Menge eines Mineralstoffs auf die Packung, sondern nur die der chemischen Verbindung. Für Sie als Verbraucher stellt sich dann die Frage, wie viele Milligramm Magnesium beispielsweise 100 Milligramm handelsübliches Magnesiumzitrat enthalten. Seriöse Hersteller geben die »reine« Menge eines Mineralstoffs an. Fragen Sie Ihren Apotheker.

Mengenangaben und Abkürzungen

Viele Mengenangaben erfolgen in Gramm oder Milligramm, dies entspricht einem tausendstel Gramm. Manchmal stoßen Sie auf die Angabe Mikrogramm, also ein millionstel Gramm:
µg = Mikrogramm (1 µg = 0,001 mg)
mg = Milligramm (1 mg = 0,001 g)
Von einigen Vitaminen gibt es Varianten, die im Körper unterschiedlich gut wirken – sie sind also in ihrer „Vitaminwirkung" dem Körper nicht im selben Maße nützlich.
Um hier eine Vergleichsmöglichkeit zu schaffen, wurden „Internationale Einheiten" (Abkürzung: I. E.) als Bezugsgröße eingeführt: Mit Hilfe einer Umrechnungsformel kann man verschiedene Vitamine auf Internationale Einheiten umrechnen und sie somit in ihrer Wirksamkeit vergleichbar machen.

Wechselwirkungen von Nährstoffen untereinander

Manche Vitalstoffe beeinflussen sich

Wenig bekannt ist, daß Nährstoffe sich gegenseitig in ihrer Wirkung verstärken oder abschwächen können. Die Mineralstoffe Kalium und Magnesium etwa ergänzen sich, indem sie bestimmte Zellfunktionen unterstützen. Beide Vitalstoffe verhindern in ausreichenden Mengen Herzrhythmusstörungen. Ein Kaliummangel, der sich trotz hoher Dosen von Kalium nicht beseitigen läßt, wird oftmals rasch behoben, wenn gleichzeitig Magnesium verabreicht wird. Vitamine können – kombiniert mit einem Mineralstoff oder Spurenelement – dessen Wirkung positiv beeinflussen. So kann Vitamin C die Aufnahme von Eisen im Darm deutlich verbessern, so daß Sie weniger Eisen benötigen, um einen Eisenmangel zu beheben. Einige Mineralstoffe und Spurenelemente treten als Gegenspieler auf – dazu gehören Kupfer und Zink.

Nebenwirkungen und Risiken

Präparate nicht unbedacht einnehmen

Für den Ausgleich eines nachgewiesenen Nährstoffmangels mit Nahrungsergänzungsmitteln gibt es keine Gegenanzeigen. Besteht kein Mangel, sollten Sie die Gegenanzeigen und Nebenwirkungen der einzelnen Substanzen unbedingt beachten. Genaue Informationen dazu finden Sie bei den einzelnen Vitalstoffen im nächsten Kapitel.

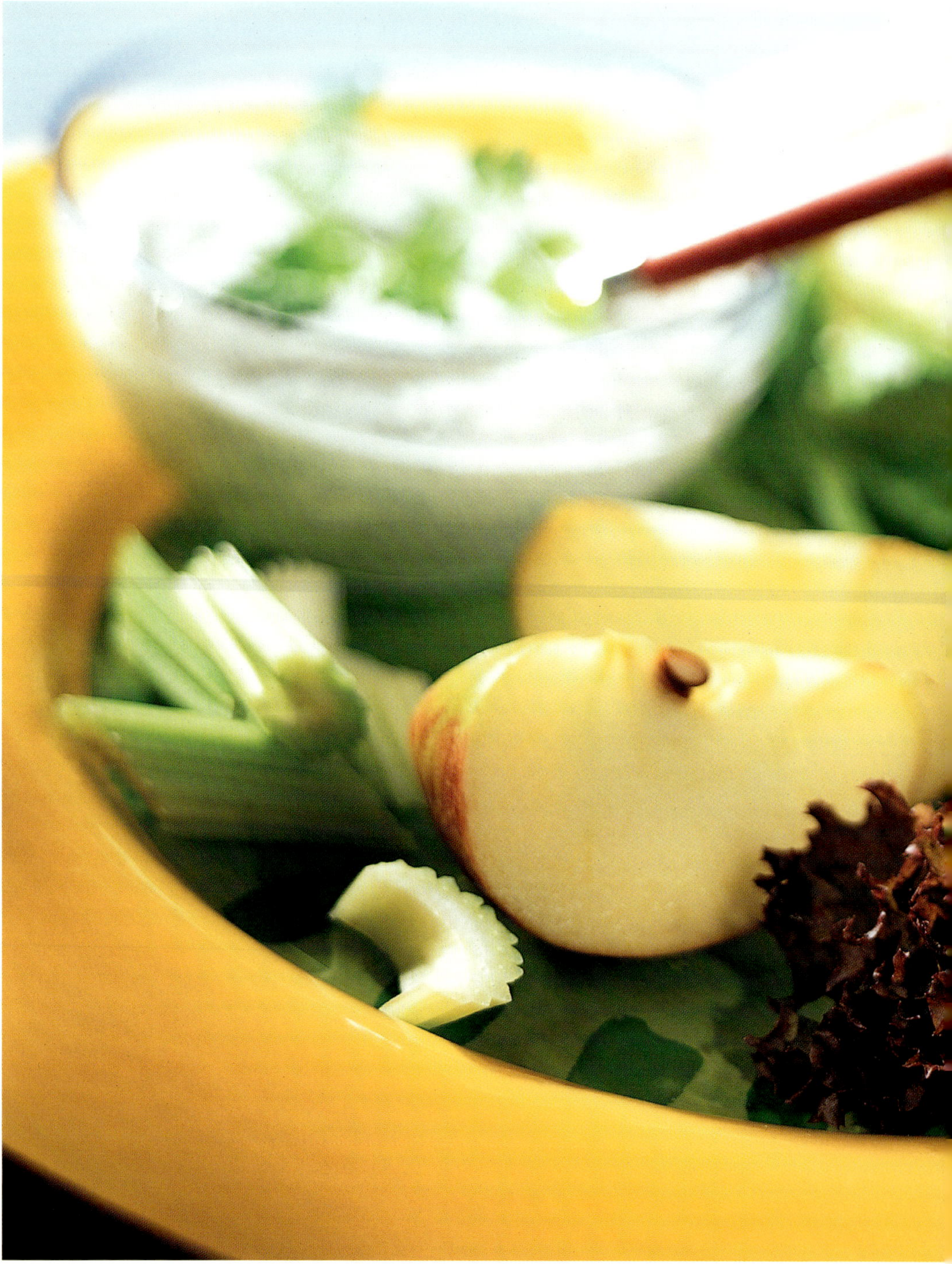

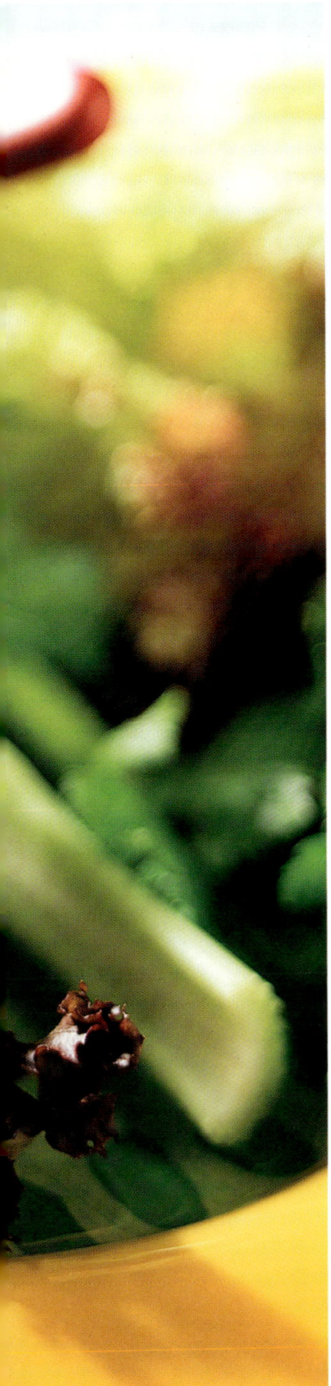

ABC der Vitalstoffe

Vitalstoffe – das sind die verschiedensten Substanzen, die wir für ein gesundes Leben, für unser körperliches und seelisches Wohlbefinden unbedingt benötigen. Unter ihnen spielen Vitamine, Mineralstoffe, Spurenelemente und Fettsäuren eine besondere Rolle: Sie sind für wesentliche Körperfunktionen verantwortlich, stärken uns für hohe Leistungsanforderungen, schützen uns vor Umweltschadstoffen und beugen Krankheiten vor. In diesem Kapitel finden Sie die Steckbriefe wichtiger Vitamine, Mineralstoffe & Co.: Sie erfahren, wie sie wirken und in welchen Nahrungsmitteln sie natürlich vorkommen, welche Symptome auf einen Mangel hinweisen können und in welcher Menge Sie sie benötigen.

Fit mit Vitaminen

Vitamine sind organische Verbindungen aus der belebten Natur, die neben Eiweiß, Fett, Kohlenhydraten und Mineralstoffen für das Wachstum, die Erhaltung des Lebens und die Fortpflanzung unabdingbar sind.
Unser Körper kann sie nicht selbst bilden – deshalb müssen wir sie täglich mit der Nahrung in ausreichenden Mengen zu uns nehmen. Wird die Zufuhr auch nur eines einzigen Vitamins vernachlässigt, sind erst bestimmte Mangelerscheinungen, dann Folgeerkrankungen vorprogrammiert. Für den Menschen sind heute nachweislich alle folgenden Vitamine lebensnotwendig (»essentiell«): die fettlöslichen Vitamine A, D, E und K sowie die wasserlöslichen Vitamine B_1 (Thiamin), B_2 (Riboflavin), Niacin (B_3), Pantothensäure (B_5), B_6 (Pyridoxin), Folsäure (B_9), B_{12} (Cobalamin), Biotin und Vitamin C. Fast alle Vitamine übernehmen im Stoffwechsel Aufgaben als Enzyme oder Coenzyme – Verbindungen, ohne deren Hilfe wichtige biochemische Prozesse im Körper des Menschen nicht oder nur sehr langsam ablaufen können.

Täglich Vitamine essen

Auf die Menge kommt es an

Für jedes Vitamin gibt es in den verschiedenen Ländern der Welt offizielle Empfehlungen bezüglich der Menge, die der Mensch täglich davon aufnehmen sollte. Diese Empfehlungen unterscheiden sich von Land zu Land zum Teil erheblich. In Deutschland werden sie von der Deutschen Gesellschaft für Ernährung (DGE) ausgesprochen. Wichtig zu wissen: Diese Empfehlungen entsprechen nicht der optimalen Menge, die wir zu uns nehmen sollten, sondern vielmehr einem Mindestangebot, das einen Vitaminmangel bei einem gesunden und leistungsfähigen Menschen verhindern hilft. Kranke oder Menschen in besonderen Situationen, zum Beispiel bei physischem und psychischem Streß, bei Umweltbelastungen durch Schadstoffe oder bei regelmäßiger Medikamenteneinnahme, haben einen höheren Bedarf und kommen bei diesen Empfehlungen zu kurz. Wer sich unter normalen Bedingungen an den Empfehlungen der Experten orientiert, ist in der Regel ausreichend mit Vitaminen versorgt, und

Empfehlungen für die Tagesmenge

extreme Mangelerscheinungen sind in den Industrienationen selten geworden. Dennoch läßt die Tatsache aufhorchen, daß latente Mangelzustände immer öfter beobachtet werden: Dabei sind bestimmte Vorgänge im Stoffwechsel bereits nicht mehr gewährleistet. Wer unter einem latenten Mangel leidet, ist wahrscheinlich anfälliger gegenüber akuten und chronischen Erkrankungen, kämpft häufiger gegen Infektionen, Krebs oder Arteriosklerose und hat eine geringere Lebenserwartung.

Vitaminmangel im Überfluß

Können Vitamine schaden?

Wer täglich die offiziell empfohlene Menge an Vitaminen aufnimmt, muß nicht mit Nebenwirkungen rechnen. Auch sehr hohe Vitamindosierungen, sogenannte »Mega-Dosen«, lösen meist keine Nebenwirkungen aus. Je nach Vitamin können Sie die 50- bis über 1000fache Dosis der empfohlenen Tageszufuhr einnehmen, bevor harmlose Nebenwirkungen auftreten. Diese verschwinden jedoch rasch wieder, sobald das Vitamin abgesetzt wird. Ausnahmen bilden lediglich die fettlöslichen Vitamine A und D, die schon ab der 5- bis 7fachen Menge der empfohlenen Tageszufuhr Nebenwirkungen hervorrufen.

Vitamine in der Therapie

Bis jetzt ist die vorbeugende oder heilende Wirkung der Vitamine bei bestimmten Krankheiten noch nicht endgültig wissenschaftlich abgesichert. Dennoch gibt es in der Praxis überzeugende Behandlungsergebnisse. So konnten beispielsweise Arteriosklerose und Krebs erfolgreich mit antioxidativen Vitaminen mitbehandelt werden.
Bei allen Erfolgen ist aber eine unkritische und willkürliche Einnahme von Präparaten nicht angebracht. Wenn Sie Vitamine gezielt und sinnvoll einnehmen wollen, dann sprechen Sie sich bitte mit Ihrem Arzt ab, und lassen Sie sich über geeignete Produkte umfassend beraten.

Vitamin C mikroskopisch betrachtet. Es gehört zu den wasserlöslichen Vitaminen und stärkt die Abwehr.

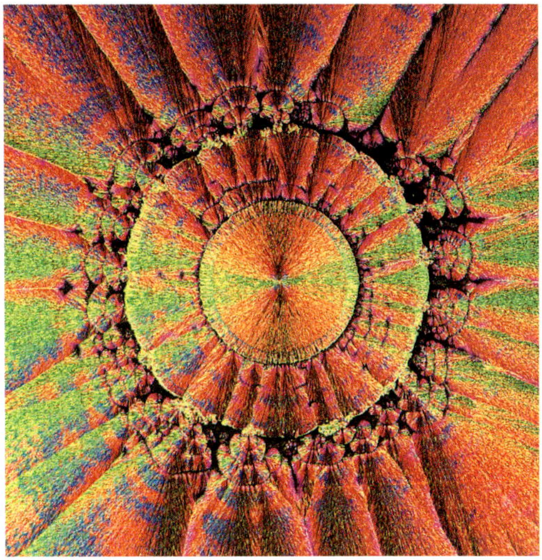

Vitamin A für den Durchblick

Vitamin A (auch »Retinol«) spielt bei verschiedenen Stoffwechselvorgängen eine bedeutende Rolle. Genauso wichtig ist seine Vorstufe, das Beta-Karotin – ein Provitamin, das bei Bedarf im Körper in Vitamin A umgewandelt werden kann. Wie unentbehrlich Vitamin A ist, zeigen seine vielfältigen Funktionen:

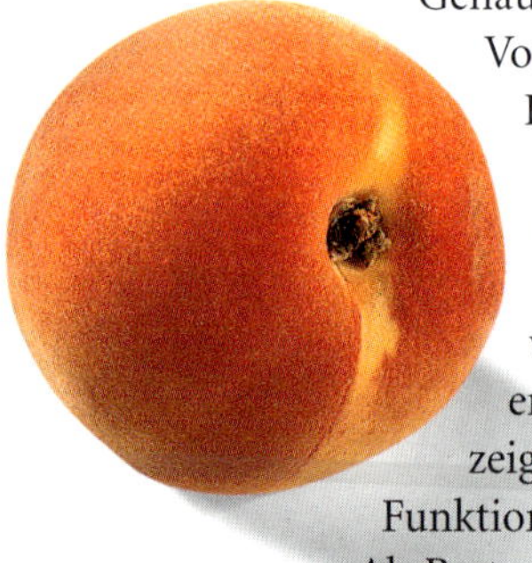

Als Bestandteil des Sehpigments ist Vitamin A am Dämmerungs- und Farbensehen beteiligt. Hören, Riechen und Schmecken sind ebenfalls von ihm abhängig. Vitamin A ist zudem für den Aufbau und die Funktion der Haut und der Schleimhäute mitverantwortlich, und ein gut funktionierendes Immunsystem ist auf eine ausreichende Versorgung angewiesen. Die Entstehung von Tumoren und das Wachstum bösartiger Zellen wird durch Retinsäure, ein Vitamin-A-Abkömmling, gehemmt. Es wird beim Aufbau von Eiweiß benötigt. Beta-Karotin ist ein Radikalenfänger und schützt vor Krebserkrankungen, insbesondere vor Speiseröhren- und Mundkrebs.

Stärkung fürs Immunsystem

Gemüse, Obst und Leber als wichtige Quellen

Vitamin A kommt in tierischen, Beta-Karotin nur in pflanzlichen Lebensmitteln vor. Eier, Milchprodukte und besonders Leber sind reich an Vitamin A. Alle gelb-roten Früchte und Gemüsesorten enthalten Beta-Karotin oder andere Karotinoide, die ähnlich wirken; hervorragende Karotinquellen sind zum Beispiel Karotten, Paprika, Grünkohl, Fenchel, Hagebutten, Aprikosen und Pfirsiche.

Karotin in Obst und Gemüse

WICHTIG

Schwangere sollten wegen der Gefahr einer Überdosierung mit Vitamin A auf den Verzehr von Leber vorsichtshalber verzichten!

Wenn Sie zuwenig Vitamin A aufnehmen …

Vitamin-A-Mangel ist heute vermutlich die weltweit häufigste Vitaminmangelkrankheit. Es kommt dabei zu Sehstörungen, zunächst beim Dämmerungssehen, und kann im schlimmsten Fall zur Erblindung führen. Bei Kindern treten möglicherweise Wachstumsstörungen auf. Auch Hören, Riechen und Schmecken können beeinträchtigt sein. Eine

Die Augen leiden

erhöhte Infektanfälligkeit, sehr trockene Haut und Schleimhäute sowie akneartige Hautveränderungen weisen manchmal auf einen Mangel an Vitamin A hin. Wahrscheinlich erhöht ein leerer Vitamin-A-Speicher das Risiko, an Brust-, Lungen- und Prostatakarzinom zu erkranken.

Schützen und heilen

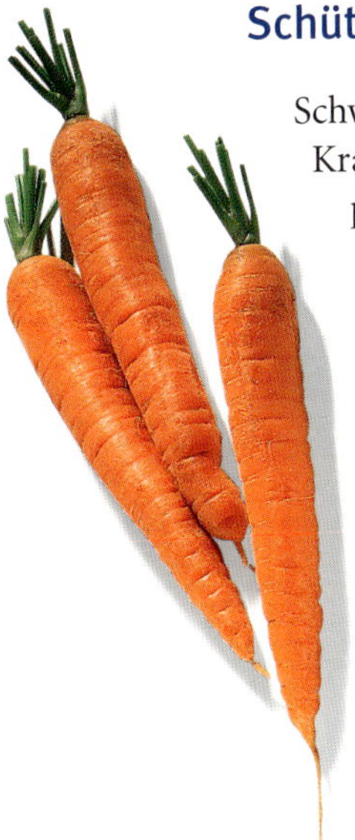

Schwangere, Gestreßte und Kranke benötigen eine Extraportion Vitamin A. Auch Menschen, die sich sehr eiweißreich ernähren, haben einen erhöhten Bedarf.

Für Zwecke der Heilung kommen Vitamin A und Beta-Karotin aufgrund ihrer antioxidativen Wirkung zur Vorbeugung und Behandlung von Krebs zum Einsatz. Bei Akne und anderen Hautkrankheiten lindern sehr hohe Dosen Vitamin A die Beschwerden. Wenn Sie unter einer Sonnenallergie leiden, sollten Sie sich einige Wochen vor einer Urlaubsreise in den Süden 25 bis 50 Milligramm Beta-Karotin täglich verordnen lassen. Vorsicht: Die Einnahme von Beta-Karotin ersetzt nicht das Auftragen von Sonnenschutzmitteln!

Rechtzeitig vor Urlaubsbeginn

Vorsicht bei hoher Dosierung

Rücksprache mit dem Arzt

Über die ideale Dosierung sollten Sie grundsätzlich mit einem Arzt sprechen. Denn wenn Sie über mehrere Wochen bis Monate täglich mehr als neun Milligramm Vitamin A einnehmen, besteht die Gefahr der Überdosierung! Dabei kommt es zu Haarausfall, Kopfschmerzen und Gelenkbeschwerden. Haut und Lippen werden trocken, Erbrechen und Durchfall treten auf. Schwangere sollten auf keinen Fall mehr als drei Milligramm Vitamin A einnehmen, da es sonst zu Mißbildungen beim Kind kommen kann. Bei Beta-Karotin sind, bis auf eine harmlose und vorübergehende Gelbfärbung der Haut, keine Nebenwirkungen durch Überdosierung möglich.

Ideale Mengen für Erwachsene pro Tag

- Empfohlene Zufuhr: 1 mg Vitamin A oder 3 mg Beta-Karotin
- Therapeutische Zufuhr: 3 bis 60 mg Vitamin A oder Beta-Karotin; Schwangere dürfen maximal 3 mg Vitamin A einnehmen.
- Umrechnung: 1 mg Vitamin A = 3 300 I. E.

Vitamin D – das Sonnenvitamin

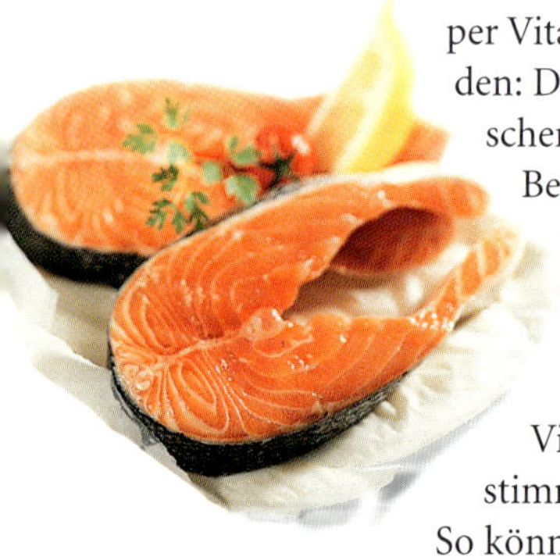

Im Gegensatz zu allen anderen Vitaminen kann unser Körper Vitamin D selbst bilden: Die Haut des Menschen produziert bei Bestrahlung mit ultraviolettem Licht, also mit Sonnenstrahlen, eigenständig diesen Vitalstoff aus bestimmten Vorstufen. So können starke UV-Blocker die Vitamin-D-Bildung in der Haut verhindern. Wichtig: Da Schutz vor UV-Strahlen sein muß, kommt es mit auf das richtige Maß an. Die Aufgaben des Vitamin D: Es fördert im Darm die Aufnahme von Kalzium und Phosphor aus der Nahrung und ist für den Einbau dieser Substanzen in die Knochen verantwortlich – dieser Vorgang heißt auch »Mineralisierung«.

Vitamin D stärkt die Knochen

Feste, gesunde Knochen und Zähne verdanken wir somit unter anderem diesem Vitalstoff! Wissenschaftler gehen außerdem davon aus, daß Vitamin D Einfluß auf die Zellteilung im Körper hat und wahrscheinlich Schutz vor bestimmten Krebsformen wie Dickdarm- und Brustkrebs bietet.

Leber und Fisch als wichtige Quellen

Unsere Niere bildet das Provitamin D. Unter dem Einfluß von ultraviolettem Licht wird das Provitamin D in die aktive Form, das Vitamin D_3 (auch »Cholecalciferol«) umgewandelt. In der Nahrung kommt es nur in tierischen Nahrungsmitteln vor. Gute Vitamin-D-Quellen sind Leber, vor allem Fischleber und Fischlebertrane, sowie Fische, insbesondere Hering, Lachs und Aal, daneben auch Milch, Eier und Butter.

Wenn Sie zuwenig Vitamin D aufnehmen …

Wer nur selten in die Sonne kommt und auch mit der Nahrung wenig Vitamin D aufnimmt, dem kann es an diesem so wichtigen Mikronährstoff fehlen. Bereits Babys, die – aus gutem Grund – nicht der Sonne ausgesetzt werden, leiden schnell unter einem Vitamin-D-Mangel. Dies kann im Kindesalter zu Rachitis führen, das heißt zu Störungen im Knochenaufbau mit Verformungen von Brustbein, Schädelknochen und Wirbelsäule. Sowohl gestillten als auch nicht gestillten Kindern wird deshalb allgemein eine Vitamin-D-Prophylaxe empfohlen.

Rachitis ist heute selten

Unterversorgt sind häufig ältere Menschen, die infolge von Krankheit, Schwäche oder eingeschränktem Aktivitätsdrang nicht mehr regelmäßig ins Freie gehen. Ein Vitamin-D-Defizit kann bei ihnen zum Abbau und Brüchigwerden der Knochen führen. Diese Entmineralisierung der Knochen, auch »Osteoporose« genannt, betrifft Frauen deutlich häufiger als Männer. Denn Frauen verlieren in den Wechseljahren ihre Geschlechtshormone, die sie bis dahin vor dem Knochenabbau geschützt haben.

Schützen und heilen

Für gesunde Knochen

Durch regelmäßige Aufnahme von genügend Vitamin D beugen Sie Erkrankungen vor, die mit vermehrtem Knochenabbau einhergehen. So wirken Sie einer Osteoporose entgegen, die oft Arthritis und Arthrose begleitet.

Vermeiden Sie eine Überdosierung!

Wie bei Vitamin A ist auch bei Vitamin D eine Überdosierung leicht möglich, da die Differenz zwischen richtiger und zu hoher Dosis relativ gering ist. Sie sollten daher maximal zwischen 1 000 und 2 000 I. E. Vitamin D einnehmen, um Nebenwirkungen zu vermeiden. Auf Dauer kann eine zu hohe Tagesdosis zu Schädigungen führen. Appetitlosigkeit, Übelkeit mit Erbrechen und Kopfschmerzen sind die ersten Zeichen. Auch Kalkablagerungen in den Organen sind möglich, und in schweren Fällen sind sogar Nierenschäden die Folge. Sollte Ihr Arzt bei Ihnen Hyperkalzämie festgestellt haben – das heißt zuviel Kalzium im Blut, müssen Sie von einer zusätzlichen Vitamin-D-Einnahme ganz absehen. Wenn Sie an Nierensteinen oder an Morbus Boeck, einer seltenen Lungenerkrankung, leiden oder gelitten haben, dürfen Sie zusätzliches Vitamin D nur nach Rücksprache mit Ihrem Arzt einnehmen. Dies gilt auch, wenn Sie bestimmte Entwässerungsmittel benötigen, die Thiazid enthalten.

Vorsicht bei Nierensteinen

Ideale Mengen für Erwachsene pro Tag

- Empfohlene Zufuhr: 200 bis 400 I. E. Bei ausreichender Sonnenbestrahlung bildet der Körper genug Vitamin D.
- Therapeutische Zufuhr: 400 bis 1 000 I. E., selten bis 2 000 I. E.
- Umrechnung: 1 µg = 40 I. E., 100 I. E. = 2,5 µg

Vitamin E hält uns jung

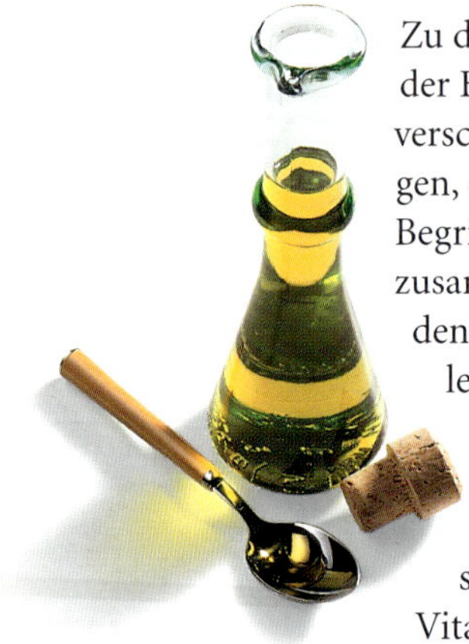

Zu der großen Gruppe der E-Vitamine gehören verschiedene Verbindungen, die auch unter dem Begriff »Tocopherole« zusammengefaßt werden. In seiner Hauptrolle als Radikalenfänger und Antioxidans schützt Vitamin E im Körper ungesättigte Fettsäuren, Vitamine, Hormone, Enzyme, Zellwände und Zellmembranen vor den Angriffen oxidativer Substanzen, so daß beispielsweise ungesättigte Fettsäuren im Gewebe nicht ranzig werden können. Blutplättchen werden zudem am Zusammenklumpen gehindert – damit stoppt das fettlösliche Vitamin die Bildung von Blutgerinnseln.

Schützt Zellen vor freien Radikalen

Alterungsprozesse hängen wahrscheinlich mit den unkontrollierten Reaktionen der freien Radikale zusammen. Das Duo Vitamin E und Selen fördert die Antikörperbildung und stärkt dadurch das Immunsystem. Krebserregende Nitrosamine, die im Magen-Darm-Trakt gebildet werden, haben wenig Chancen, wenn Vitamin E und C miteinander kombiniert werden.

Pflanzenöle als wichtige Quelle

Reichlich in Pflanzenfetten und -ölen

Vitamin E kommt nur in Pflanzen und Mikroorganismen vor. Pflanzliche Öle, besonders Weizenkeim-, Sonnenblumen- und Walnußöl, sind reich an Vitamin E. Es schützt die in den Ölen enthaltenen ungesättigten Fettsäuren vor der Verbindung mit Sauerstoff (Oxidation), also vor dem Ranzigwerden. Getreidekeime, Nüsse und Samen sind ebenfalls gute Vitamin-E-Spender. Weniger bekannt ist, daß auch die meisten Gemüsesorten, vor allem Schwarzwurzeln, Fenchel, Paprika und Sojabohnen, viel Vitamin E zu bieten haben.

TIP!
Verwenden Sie ausschließlich kaltgepreßte Öle, denn nur sie sind echte Vitamin-E-Bomben! Bei der Herstellung raffinierter Öle bleibt das Vitamin auf der Strecke.

Bei reichlichem Verzehr ungesättigter Fettsäuren ist der Bedarf an Vitamin E erhöht. Experten vermuten heute, daß man mit einer Vitamin-E-Zufuhr über 200 I. E. koronaren Herzkrankheiten vorbeugen und sie erfolgreich behandeln kann. Denn durch den antioxidativen Effekt des Vit-

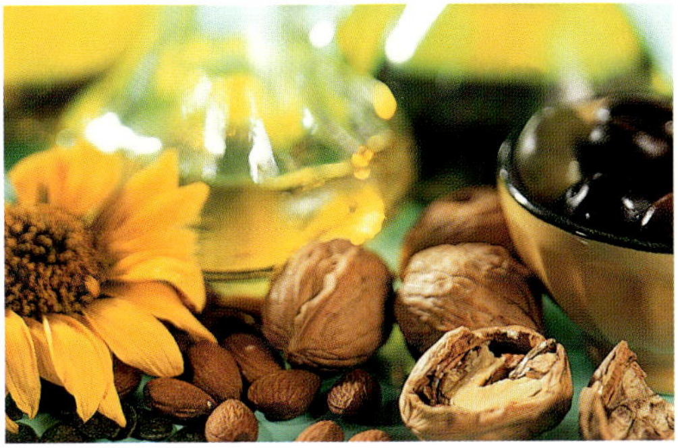

Kaltgepreßte Öle aus Sonnenblumenkernen, Oliven oder Nüssen sind gute Vitamin-E-Spender.

amins werden die Gefäßwände vor Cholesterinablagerungen geschützt.

Wenn Sie zuwenig Vitamin E aufnehmen ...

Ein echter Vitamin-E-Mangel ist sehr selten. Wenn er auftritt, sind Muskelschmerzen und Erschöpfung durch Blutarmut typische Begleiterscheinungen. Latente Mangelerscheinungen dagegen kommen vermutlich viel häufiger vor, als bisher angenommen. Ein niedriger Vitamin-E-Spiegel im Blut erhöht das Krebsrisiko. Deshalb wird inzwischen Vitamin E zur Vorbeugung gegen Krebs und zur Unterstützung der Krebstherapie eingesetzt. Grund für den Erfolg: Vitamin E fängt oxidative Substanzen ab, die bei Entzündungsprozessen wie bei Arthritis entstehen und die Gelenke schädigen können. Es stärkt zudem das Immunsystem – besonders in Kombination mit Selen und Vitamin C – und kommt daher bei jeder Immunschwäche zum Einsatz.

Vitamin E zur Vorbeugung

Schützen und heilen

Verlangsamt Alterungsprozesse

Vitamin E bremst die Alterung der Zellen, schützt vor freien Radikalen, die bei Diabetikern und Rauchern oder durch Umweltgifte vermehrt entstehen können. Zusammen mit Vitamin C und Karotin beugt es aufgrund seiner antioxidativen Wirkung dem grauen Star (Katarakt) vor.

Hohe Dosen fast ohne Nebenwirkungen

Bis zu einer hohen Dosis von 1 200 I. E. ist Vitamin E praktisch nebenwirkungsfrei. Bei einer Überdosierung kann es allerdings zu Verdauungsstörungen, Muskelschwäche und Erschöpfungszuständen kommen.

Ideale Mengen für Erwachsene pro Tag

- Empfohlene Zufuhr: 12 mg
- Therapeutische Zufuhr: 100 bis 1 200 I. E.
- Umrechnung: 1 I. E. (D-Alpha-Tocopherol) = 0,7 mg, 1 mg = 1,4 I. E.

Vitamin B_1 für die Nerven

Mit Getreideprodukten decken Sie einen großen Teil Ihres Tagesbedarfs an Vitamin B_1.

Von den sechs B-Vitaminen ist das Vitamin B_1 oder auch »Thiamin« das bekannteste. Es ist an vielen Stoffwechselprozessen beteiligt, hauptsächlich aber verantwortlich für den reibungslosen Abbau von Kohlenhydraten. Außerdem wird mit seiner Hilfe Acetylcholin gebildet, ein wichtiger Botenstoff in unserem Nervensystem. Da Vitamin B_1 bei der Erregungsübertragung von den Nerven auf die Muskeln und bei der Regeneration des Nervensystems nach großer Belastung beteiligt ist, hat es sich einen Ruf als Nervenvitamin erworben.

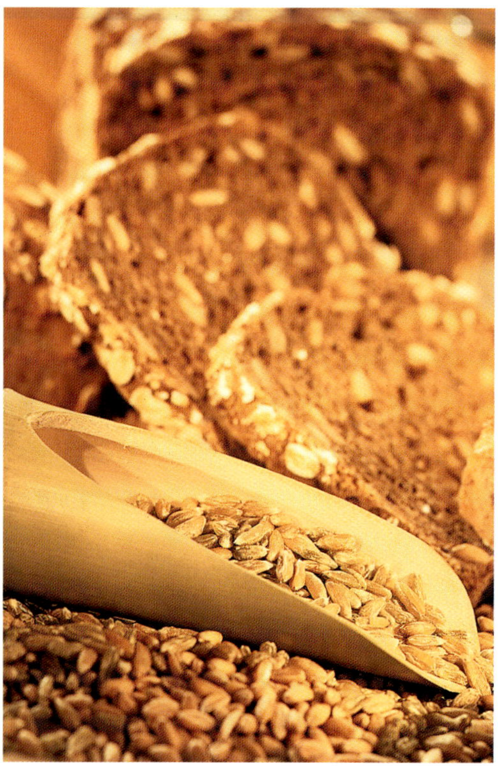

Vollkorniges als wichtige Quelle

Vollkorngetreide, besonders Getreidekeime, strotzen vor Thiamin. Das Vitamin steckt in erster Linie im Keim und in den Randschichten des Korns, die bei der Weiterverarbeitung – zum Beispiel zu Weißmehl – entfernt werden. Deshalb können raffinierte Erzeugnisse in punkto Thiamingehalt gegenüber Vollkornprodukten nicht mithalten. Reiner Zucker benötigt bei seiner Verbrennung Vitamin B_1, liefert aber gar keines. Daher werden Zucker und weißes Mehl oft auch als Vitamin-B_1-Räuber bezeichnet. Hefe, Hülsenfrüchte (vor allem Sojabohnen) und Erdnüsse sind hervorragende Quellen. Auch Gemüse, Fleisch, Fisch, Pilze können einen erheblichen Beitrag zur optimalen Versorgung leisten. Wenn Sie sich abwechslungsreich und ausgewogen ernähren und täglich Vollkornprodukte essen, sichern Sie Ihre Vitamin-B_1-Versorgung. Denn das Vitamin kommt in fast allen Lebensmitteln vor.

Vollkornprodukte bevorzugen

Wenn Sie zuwenig Vitamin B_1 aufnehmen ...

Symptome eines latenten Vitamin-B_1-Mangels sind im allgemeinen Appetitlosigkeit und Müdigkeit. Ein Defizit kann etwa durch einseitige Diäten, Schwangerschaft, Diabetes mellitus oder Leistungssport verursacht werden.

Müdigkeit bei einem Mangel

Die klassische Vitamin-B_1-Mangelkrankheit heißt Beriberi; sie beruht auf sehr einseitiger Ernährung und kommt heutzutage in unseren Breiten praktisch nicht mehr vor.
Ein Vitamin-B_1-Mangel aufgrund von übermäßigem Alkoholgenuß ist hingegen häufig anzutreffen. Es kann dabei zu Hirnleistungsstörungen, zum Beispiel Vergeßlichkeit und Konzentrationsschwäche, zu Schlaflosigkeit, Nervenentzündungen und Lähmungen kommen.

Schützen und heilen

Lindert Nervenschmerzen

Wegen seiner Nervenschutzfunktion ist Vitamin B_1 bei allen Nervenschäden und Nervenschmerzen (Neuralgien) hilfreich, ganz gleich, ob die Beschwerden durch Alkohol oder Diabetes verursacht worden sind (Alkohol und Diabetes sind mit großem Abstand die Hauptursachen für die Entstehung von Nervenschäden).
Unterstützend zur Behandlung mit Antidepressiva oder Interferon empfehlen manche Ärzte, Vitamin-B_1-Präparate auch bei Depressionen und Multipler Sklerose einzunehmen. Einige gute Erfahrungen wurden bei Kindern mit »hyperkinetischem Syndrom«, auch »Zappelphilipp-Syndrom«, gesammelt. Besteht in einer Familie eine Neigung zur Hasenscharte, können Frauen nach Rücksprache mit ihrem Arzt Vitamin B_1 zur Vorbeugung vor und während der Schwangerschaft einnehmen.

Einer Hasenscharte vorbeugen

Nebenwirkungen bei sehr extremer Dosierung

Nur bei extremen Dosierungen mit mehr als der 100fachen Tagesdosis oder bei Injektionen kommt es manchmal zu Schweißausbrüchen, schnellem Herzschlagen und/oder Juckreiz. Nur wenige Vitamin-B_1-Präparate enthalten mehr Thiamin, so daß Nebenwirkungen selten auftreten.

Ideale Mengen für Erwachsene pro Tag

- Empfohlene Zufuhr: 1 bis 1,5 mg
- Therapeutische Zufuhr: 10 bis 300 mg

Vitamin B_3 – der Energiespender

Vitamin B_3 ist auch als »Niacin«, »Nicotinamid« oder »Nikotinsäure« bekannt. Mindestens 200 verschiedene Enzyme sind bei der Steuerung zahlreicher Stoffwechselvorgänge in unserem Körper von Niacin abhängig, insbesondere jene, die im Stoffwechsel die Gewinnung und Bereitstellung von Energie steuern. Der Um- und Abbau von Eiweißen, Fetten oder Kohlenhydraten ist ohne Niacin nicht möglich. Das Vitamin stellt die Funktionsfähigkeit unseres Nervensystems und des Magen-Darm-Traktes sicher.

Niacin kann aus Tryptophan, einer Aminosäure, gebildet werden

Vollkorn, Pilze, Leber als wichtige Quellen

Hauptlieferanten sind tierische Lebensmittel, allen voran Leber, aber auch Kalbfleisch, Hähnchenbrust und Fische. Vollkornprodukte und Pilze enthalten ebenfalls relativ viel Niacin. Mit einer abwechslungsreichen und ausgewogenen Ernährung läßt sich der tägliche Bedarf sehr gut decken. Vegetarier können ihre Niacin-Versorgung sichern, indem sie ihre Lebensmittelpalette um Weizenkleie, Bierhefe, Erdnüsse und Pilze erweitern.

Weit verbreitet

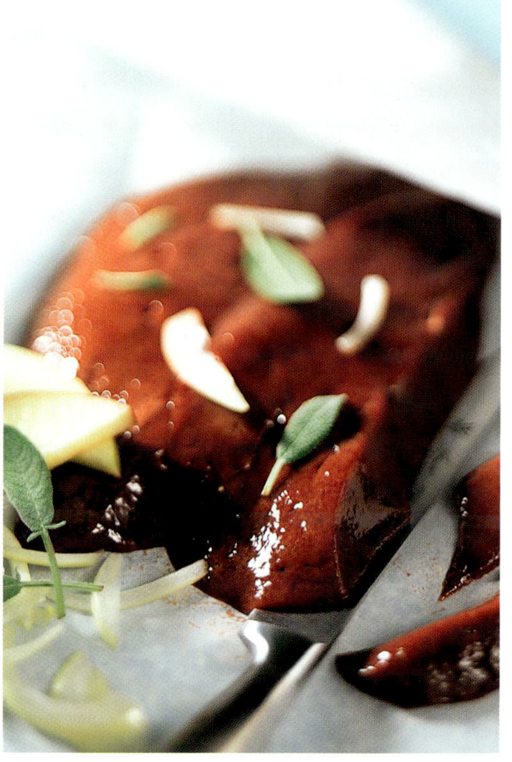

Wenn Sie zuwenig Niacin aufnehmen ...

Zu einem schweren Niacin-Mangel (»Pellagra«) kommt es bei uns nur selten. Bei Menschen jedoch, die auf Mittel gegen Tuberkulose, bestimmte Schmerzmittel und Psychopharmaka angewiesen sind, kann ein leichter Mangel auftreten, weil sie Niacin zu ihrem Abbau benötigen. Typische Symptome sind hierbei unter anderen braune Hautpigmentierungen und Durchfall.

Innereien wie Leber sind besonders gute Niacin-Quellen.

Schützen und heilen

Für die bessere Durchblutung

Heilsame Effekte erzielen die Abkömmlinge des Niacins, das Nicotinamid oder die Nikotinsäure. In einer Dosis von 100 bis 300 Milligramm fördern sie die Durchblutung. Deshalb werden sie bei der arteriellen Verschlußkrankheit der Beine angewendet, die infolge von Rauchen oder Diabetes auftritt. Auch bei Morbus Raynaud können die Gefäßkrämpfe in den Händen beseitigt werden. Bei Fettstoffwechselstörungen lassen sich durch Vitamin B_3 die Cholesterinwerte im Blut um 10 bis 25 Prozent und die Triglyceride um 40 bis 60 Prozent senken. Dies bewirkt allerdings erst eine Dosis in Höhe von 2 000 bis 4 000 Milligramm.

Je höher die Dosis, desto wirksamer

In hohen Dosen wirkt Niacin gefäßerweiternd, in sehr hohen Dosen (zwischen 500 bis 4 000 Milligramm) kann es sogar die körpereigene Cholesterinproduktion hemmen. Es vermag darüber hinaus, oxidiertes, das heißt verbrauchtes Vitamin E und C wieder zu regenerieren.
Lernstörungen oder Depressionen können Sie mit einer Kombination aus Niacin, Vitamin B_6 und C zu behandeln versuchen.

Bei »Flush« vorsichtig dosieren

Wirkt gefäßerweiternd

Da Niacin in hohen Dosierungen gefäßerweiternd wirkt, können Hautrötung und Kribbeln auftreten; Experten sprechen von einem »Flush«. Wenn Ihr Arzt zu hohen Mengen des Vitamins zur Behandlung Ihrer Beschwerden rät, sollten Sie möglichst mit dreimal 250 Milligramm täglich zu den Mahlzeiten beginnen. Anschließend können Sie die Dosis langsam täglich steigern, bis zu zwei bis vier Gramm. Bei den ersten Anzeichen eines Flushs verringern Sie die Dosis wieder. Erst nach einer Woche sollten Sie die Dosis weiter steigern. Allmählich gewöhnt sich der Körper an Nikotinsäure, und schrittweise werden Sie die Steigerungen bis zu einem Mehrfachen der Anfangsdosis besser vertragen. Bei Menschen mit hohen Harnsäurewerten und Neigung zu Gicht begünstigt Niacin die Ablagerung von Harnsäurekristallen in den Gelenken, deshalb sollten sie auf Mega-Dosierungen verzichten.

Ideale Mengen für Erwachsene pro Tag

- Empfohlene Zufuhr: 15 bis 20 mg
- Therapeutische Zufuhr: 50 bis 4 000 mg

Vitamin B_6 für den Eiweißstoffwechsel

Beim Stoffwechsel unersetzbar

Vitamin B_6 (auch als »Pyridoxin« bekannt) hat vielfältige Aufgaben. Es unterstützt rund 200 Enzyme bei ihren Aktivitäten. Seine Hauptaufgabe ist der Auf- und Abbau von Eiweiß im Körper. Es ist beteiligt am Stoffwechsel des zentralen Nervensystems. Mit Hilfe von Pyridoxin produziert der Körper das Lezithin, das für die Nerven und Zellmembranen wichtig ist. Mit Hilfe von Vitamin B_6 wird Hämoglobin, der rote Blutfarbstoff, hergestellt. Auch für die Zellteilung wird Pyridoxin benötigt.

Vollkornprodukte als wichtige Quellen

Fast alle Lebensmittel enthalten Vitamin B_6. Besonders gute Quellen sind allerdings Getreide und Getreideerzeugnisse. Obst und Gemüse sind ebenfalls ideale Pyridoxin-Lieferanten. Bei den tierischen Lebensmitteln stehen einige Fischarten, etwa Sardinen und Lachs, aber auch Fleisch und Innereien, zum Beispiel Kalbsleber, an der Spitze.

Wenn Sie zuwenig Vitamin B_6 aufnehmen ...

Jugendliche und Frauen brauchen oft mehr

Jugendliche und Senioren, die sich sehr einseitig ernähren, bekommen häufig zuwenig Pyridoxin. Das gilt auch für Frauen, die die Antibabypille nehmen. Wenn Sie zur Verhütung oder bei unangenehmen Beschwerden in den Wechseljahren Östrogene über mehrere Jahre hinweg einnehmen, sollten Sie auf eine gute Versorgung mit Vitamin B_6 Wert legen.
Bei Darmerkrankungen, die mit Durchfall einhergehen, ist meist die Pyridoxin-Aufnahme gestört. Auch einige Arzneimittel können einen Mangel verursachen (beispielsweise Medikamente, die beim Parkinson-Syndrom ver-

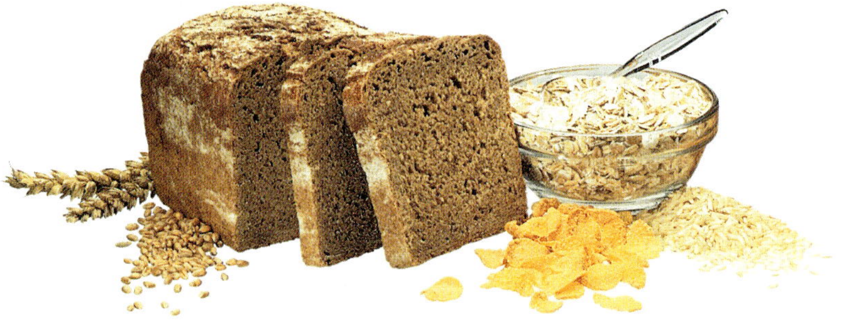

schrieben werden, einer chronisch-degenerativen Erkrankung des Gehirns). Kinder reagieren bei Vitamin-B_6-Unterversorgung mit Wachstumsstörungen.

Schützen und heilen

Hilfe bei Schwangerschaftserbrechen

Der therapeutische Einsatz von Vitamin B_6 hat sich bei einer Reihe von gesundheitlichen Problemen bewährt. So hilft Pyridoxin Schwangeren, die sich häufig übergeben müssen, ebenso wie Frauen, die über Beschwerden vor ihrer Periode klagen. Bei Lernstörungen und Konzentrationsschwäche können Kinder versuchsweise Vitamin B_6 einnehmen. Auch beim »hyperkinetischen« oder »Zappelphilipp-Syndrom« berichten Experten von einzelnen Erfolgen. Wer unter Depressionen leidet, über Schlafstörungen klagt, Alpträume hat oder sich an seine Träume nicht erinnern kann, dem fehlt möglicherweise Vitamin B_6. Forschungen ergaben, daß Krebskranke oft zuwenig Pyridoxin im Blut haben. Sie sollten deshalb zur Steigerung der Immunabwehr sicherheitshalber Vitamin B_6 einnehmen. Bei der mikrozytären Anämie, einer Blutarmut mit kleinen roten Blutkörperchen, die nicht auf eine Behandlung mit Eisenpräparaten anspricht, sollte der Arzt einen Vitamin-B_6-Mangel in Erwägung ziehen. Vitamin B_6 hat auch einen positiven Einfluß bei Diabetikern mit Nervenstörungen (Polyneuropathie). Hochdosiertes Vitamin B_6 hilft Frauen mit prämenstruellem Syndrom. Es mildert Beschwerden wie Ödeme, Akne, Depressionen und ein Spannungsgefühl der Brüste.

Vorsicht bei Mega-Dosierungen

Nebenwirkungen erst bei sehr hohen Dosen

Werden bis etwa 300 Milligramm Pyridoxin über einen längeren Zeitraum genommen, treten keine Nebenwirkungen auf. Erst bei extrem hohen Dosen ab etwa 1 000 Milligramm wurden Taubheit und Gefühlsstörungen beobachtet.

Ideale Mengen für Erwachsene pro Tag

- Empfohlene Zufuhr: 1,5 bis 2 mg
  Schwangere, Frauen, die die Pille einnehmen, und ältere Menschen haben einen höheren Bedarf. Während Schwangerschaft und Stillzeit sollten Sie allerdings nicht mehr als 25 mg täglich einnehmen.
- Therapeutische Zufuhr: 10 bis 300 mg

Folsäure – wichtig für Schwangere

Vitamin B_9, besser bekannt als Folsäure, ist maßgeblich an der Bildung der Nukleinsäuren Desoxyribonukleinsäure (DNS) und Ribonukleinsäure (RNS), den Trägern der Erbsubstanz, beteiligt. Es spielt daher bei allen Wachstumsprozessen, bei denen eine Zellneubildung stattfindet (etwa in der Schwangerschaft), eine wesentliche Rolle. Mit dem Vitamin B_{12} als Partner ist die Folsäure außerdem für Wachstum und Reifung der roten Blutkörperchen im Knochenmark verantwortlich.

Beteiligt an der Zellteilung

Grünes Gemüse als wichtige Quelle

Lateinisch »folium« bedeutet »das Blatt«, und mit diesem Wortbestandteil weist der Name Folsäure bereits auf die besten Quellen dieses Vitamins hin: Alle grünen Gemüse, besonders Spinat, Brokkoli, Endivien, sind folsäurereich. Aber auch Hülsenfrüchte, vor allem Sojabohnen, dürfen in der Liste nicht fehlen. Beim Getreide sind Vollkornerzeugnisse empfehlenswerter als Produkte aus Weißmehl, bei den tierischen Lebensmitteln zählen Eier und Leber zu den Folsäurespitzenreitern.

Hoher Gehalt in grünem Gemüse

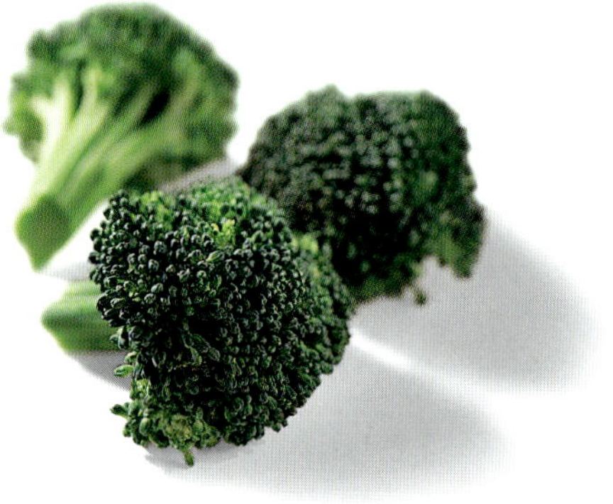

Wenn Sie zuwenig Vitamin B_9 aufnehmen ...

Von einem Folsäuremangel sind in erster Linie ältere Menschen und Schwangere häufig betroffen – schwangere Frauen besonders dann, wenn sie über viele Jahre hinweg die Antibabypille eingenommen haben. Aber auch entzündliche Darmerkrankungen und hoher Alkoholkonsum können für Folsäuredefizite verantwortlich sein, weil durch sie die Folsäure nicht mehr ausreichend vom Körper aufgenommen werden kann. Die Zeichen eines Mangels sind sehr unspezifisch: Sie reichen von Appetitlosigkeit, Durchfall und Haarausfall bis hin zu Blutarmut und Depressionen. In der Schwangerschaft erhöht ein Folsäuremangel das Risiko eines Abortes und bestimmte Mißbildungen des Kindes, bekannt auch als »offener Rücken«.

Ein Mangel schadet dem werdenden Leben

Medikamente kontra Folsäure

Bestimmte Medikamente, die Sie über einen längeren Zeitraum einnehmen, können einen Folsäuremangel nach sich ziehen. Sicherheitshalber sollten Sie die Behandlung mit Medikamenten, die folgende Wirkstoffe enthalten, nach Rücksprache mit Ihrem Arzt mit Folsäurepräparaten ergänzen:

- Orale Kontrazeptiva (Antibabypille)
- Acetylsalicylsäure (Schmerz-, Fieber- und Entzündungsmittel)
- Methotraxat (zur Unterdrückung von Entzündungen)
- Triamteren (Bestandteil einiger Entwässerungsmittel)
- Trimethoprim (Bestandteil einiger Antibiotika)

Schützen und heilen

Frauen, die sich ein Kind wünschen und ihr Baby später stillen möchten, sollten – idealerweise schon bevor sie schwanger werden – in großzügigen Dosen Folsäure einnehmen. Bei Blutarmut mit zu wenigen und zu großen Blutkörperchen normalisieren Folsäure und Vitamin B_{12} das gesamte Blutbild. Ähnlich wirkt das Paar bei einem Mangel an weißen Blutkörperchen (Leukozyten) und Blutplättchen (Thrombozyten). Rote und weiße Blutkörperchen steigen an, und die roten werden kleiner. Gichtkranke können aufatmen, weil Folsäure, kombiniert mit Vitamin C, die Ablagerung von Harnsäurekristallen in den Gelenken verhindert. Ergibt der Gesundheitscheck beim Arzt normale bis niedrige Harnsäurewerte, können Sie die Vitamine wieder weglassen.

Zur Vorbeugung und bei Blutarmut

Bei einem Malabsorptionssyndrom, das heißt bei ungenügender Aufnahme der Nährstoffe im Darm etwa infolge von Darmentzündungen, Milchzuckerunverträglichkeit oder Nahrungsmittelallergien, können Folsäurepräparate die Versorgung erheblich verbessern. Das gilt auch bei Nierenerkrankungen, bei denen eine Blutwäsche durch die künstliche Niere durchgeführt wird (eine »Hämodialyse«). Ist ein Vitamin-B_{12}-Mangel Ursache für eine Blutarmut, so sollten Sie in Rücksprache mit Ihrem Arzt den Mangel beheben, bevor Sie Folsäure einnehmen.

Wird empfohlen bei gestörter Magen-Darm-Funktion

Ideale Mengen für Erwachsene pro Tag

- Empfohlene Zufuhr: 0,1 bis 0,2 mg
- Therapeutische Zufuhr: 0,2 bis 5 mg (0,2 bis 1 mg zur Vorbeugung; 1 bis 5 mg bei nachgewiesenem Mangel)

Vitamin B_{12} für Blut und Nerven

Vitamin B_{12} (»Cobalamin«) unterscheidet sich von anderen Vitaminen dadurch, daß der Mensch zwar nur geringe Mengen davon benötigt, die Wirkung aber um so größer ist. Außerdem benötigt es ein Transportmittel, um vom Darm ins Blut zu gelangen.

Wer wenig Fleisch ißt, sollte öfters milchsauer vergorene pflanzliche Lebensmittel essen, zum Beispiel Sauerkraut.

Die Leistungen dieses Supervitamins sind beachtlich. Zusammen mit anderen Stoffen bildet es die Basis für unser Leben, denn sie bilden unsere Erbsubstanz, die Desoxyribonukleinsäuren (DNS) und Ribonukleinsäuren (RNS). Als Coenzym ist es an allen Wachstumsprozessen beteiligt, die mit einer Zellteilung einhergehen. In den Nervenzellen wird es zum Schutz der Eiweiß- und Fettstrukturen der Myelinschicht in den Membranen dieser Zellen benötigt. Mit Folsäure als Partner greift es schließlich im Knochenmark in die Produktion der roten Blutkörperchen ein und steuert die Blutbildung.

Für Wachstum und Blutbildung

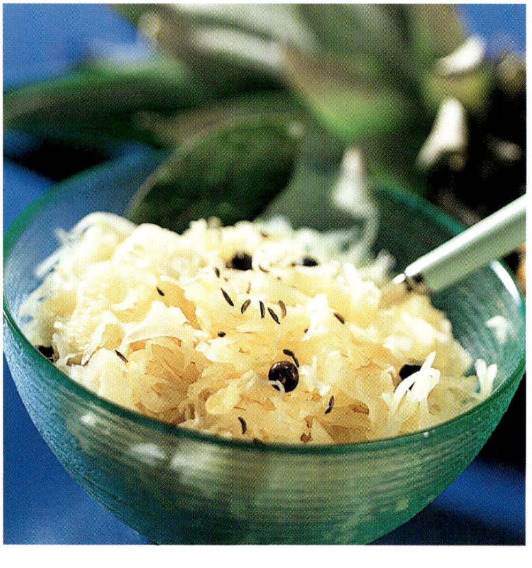

Tierische Produkte als wichtige Quellen

Die besten Vitamin-B_{12}-Quellen sind Fleisch, besonders Innereien wie Hühner- oder Kalbsleber, Fisch, Eier und Milchprodukte. Milchsauer vergorene pflanzliche Lebensmittel wie Sauerkraut und Hefe sind gute Alternativen für Menschen, die kein Fleisch essen. Nach neuesten Erkenntnissen enthalten dagegen Algen kein für den Menschen wirksames Vitamin B_{12}.

Wenn Sie zuwenig Vitamin B_{12} aufnehmen ...

Da die Leber soviel Vitamin B_{12} speichern kann, wie wir für mehrere Monate oder gar Jahre brauchen, entwickeln sich Mangelerscheinungen nur sehr langsam und treten bei andauernder Unterversorgung erst nach Jahren auf. Bei Darmerkrankungen mit chronischem Durchfall kann ebenfalls ein Mangel entstehen.

Schützen und heilen

Bei bestimmten Magenerkrankungen, beispielsweise nach einer Magenentfernung oder bei einer chronisch atrophischen Magenschleimhautentzündung, muß der Arzt regelmäßig Vitamin B_{12} spritzen, um einem Mangel vorzubeugen, weil der »Intrinsic-Faktor«, der im Magen gebildet wird, als Tranportmittel für Vitamin B_{12} nicht mehr zur Verfügung steht.

Wird auch im Darm gebildet

Die Darmflora bildet vermutlich einen Teil des Vitamin-B_{12}-Bedarfes. Doch die Experten streiten noch, ob die von den Darmbakterien produzierten Mengen vor einem Mangel schützen.
Vegetarier, die sich ovo-lakto-vegetabil, also mit Eiern und Milchprodukten ernähren, brauchen keine Angst vor einem Mangel zu haben. Bei strengen Veganern, die tierische Lebensmittel völlig meiden, sind Mangelzustände jedoch möglich, weil unklar ist, ob die Menge, die von den Darmbakterien produziert wird, zur Eigenversorgung ausreicht. Wenn der Arzt eine perniziöse Anämie, eine bestimmte Form der Blutarmut, feststellt, liegt in der Regel ein Vitamin-B_{12}-Mangel oder auch ein Folsäuremangel vor. Das Blutbild weist dann besonders große rote Blutkörperchen auf. Bereits bei einem latenten Mangel, der im Blutbild zunächst noch nicht nachweisbar ist, sind psychische Veränderungen wie etwa Depressionen erste Zeichen für einen Vitamin-B_{12}-Mangel.

Symptome eines Mangels

Nebenwirkungsfrei bei mäßiger Dosierung

Regelmäßige Vitamin-B_{12}-Einnahme wirkt Mangelsymptomen entgegen. In hohen Dosierungen kann Vitamin B_{12} bei bestimmten neurologischen Erkrankungen, zum Beispiel bei Reizungen der Nervenwurzeln im Rücken, die Basistherapie unterstützen.
Vitamin B_{12} löst praktisch keine Nebenwirkungen aus. Erst bei sehr hohen Dosierungen sind allergische Reaktionen der Haut, Akne und eine Verschlechterung des Zustandes bei einer bereits bestehenden Schuppenflechte möglich.

Ideale Mengen für Erwachsene pro Tag

- Empfohlene Zufuhr: 2 bis 3 µg
- Therapeutische Zufuhr: 10 bis 1 000 µg; manche Mangelzustände – je nach Ursache – kann nur der Arzt mit Injektionen beheben.

Vitamin C – in aller Munde

Hervorragendes Zellschutzmittel

Vitamin C, Chemiker nennen es auch »Ascorbinsäure«, ist das wichtigste wasserlösliche Vitamin und Antioxidans. Als Antioxidationsmittel übernimmt es in unserem Körper wesentliche Schlüsselfunktionen. Basis für diese Funktionen ist seine Fähigkeit, Sauerstoff und Wasserstoff zu transportieren. Da es Sauerstoff an sich binden kann, wirkt es als Radikalenfänger und somit als Schutzmittel vor Krebs, Arteriosklerose und Herzinfarkt. Auf diese Weise schützt es auch die Vitamine A, E, B_1, B_2, Folsäure, Pantothensäure und Biotin vor der Zerstörung durch Sauerstoff und fördert indirekt gleichzeitig die Versorgung des Organismus mit diesen Vitalstoffen. Eine seiner Routineaufgaben ist es, Kollagen zu bilden, das für den Aufbau und Erhalt von Haut, Bindegewebe, Knochen und Zähnen sorgt. Diese Fähigkeit zur Regeneration kommt uns bei der Wundheilung und Narbenbildung zugute. Vitamin C verbessert außerdem die Eisenaufnahme im Darm, hilft somit, die Eisenspeicher zu füllen, und fördert indirekt die Blutbildung. Ascorbinsäure verhindert die Bildung krebserregender Nitrosamine in Magen und Darm. Vitamin C fördert die Produktion von Antikörpern und Interferon, ein fürs Immunsystem wichtiges Eiweiß, und stimuliert die Abwehraktivitäten der weißen Blutkörperchen.

Früchte als wichtige Quelle

Süd- und Beerenfrüchte enthalten besonders viel

Nahezu alle Obstsorten, besonders Zitrusfrüchte und daraus frisch gepreßte Säfte, sind ideale Vitamin-C-Lieferanten. Auch mit dem Genuß von Johannisbeeren, Sanddorn oder Hagebutten liegen Sie immer richtig. Des weiteren können Sie Ihre Vitamin-C-Versorgung mit frischem Gemüse sichern – vor allem mit Paprika, allen Kohlsorten und Kartoffeln, nicht zu vergessen mit frischen Kräutern, zum Beispiel Petersilie.

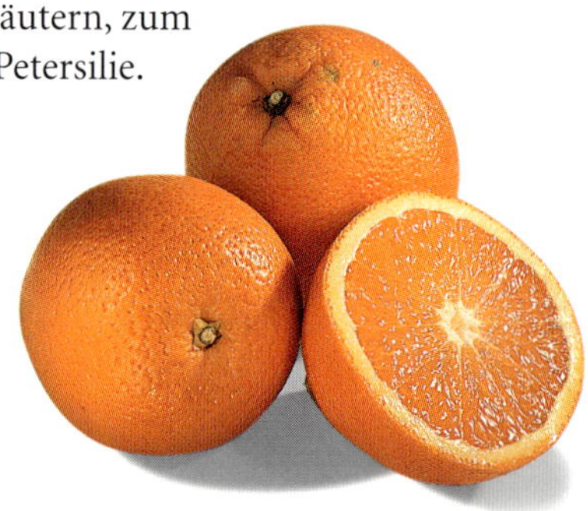

Wenn Sie zuwenig Vitamin C aufnehmen ...

Raucher haben einen Mehrbedarf an Vitamin C, der ein Vielfaches über der normalen täglichen

Menge liegt. Denn mit jedem Zug inhalieren sie reichlich freie Radikale, die die Zellen im Körper angreifen. Menschen im Dauerstreß und unter extremen körperlichen Belastungen, Schwangere und Stillende sowie alte und kranke Menschen müssen sich ebenfalls besonders um eine ausreichende Versorgung bemühen.

Schützen und heilen

Da mit einem echten Vitamin-C-Mangel heutzutage nicht mehr zu rechnen ist, konzentrieren sich die Experten auf die vorbeugenden Effekte der Ascorbinsäure. Hohe Vitamin-C-Gaben haben sich bei den verschiedensten Krankheiten bewährt. Mehrere Studien beweisen, daß Erkältungen seltener ausbrechen oder nach Ausbruch kürzer andauern und die Symptome gemildert sind, wenn Vitamin C regelmäßig in großzügigen Mengen aufgenommen worden ist. Auch bei extremen Umweltbelastungen können mit einer Extraration Vitamin C beispielsweise Quecksilber und Blei besser über die Niere wieder ausgeschieden werden. Hohe Dosierungen beugen Krebs vor (bei Magenkrebs ist der Einfluß der Ascorbinsäure bewiesen) und schützen die Gefäßwände vor Cholesterinablagerungen und damit vor Arteriosklerose.

Vitamin C zur Vorbeugung

Hochdosiertes Vitamin C lindert Allergien, indem es den Abbau von Histamin fördert, das für allergische Reaktionen verantwortlich ist. Kombiniert mit Zink wird die Wundheilung und Narbenbildung nach Verletzungen und Operationen wesentlich verbessert. Da es an der Kollagenbildung beteiligt ist, lindert Vitamin C Beschwerden bei einer Arthrose, allerdings nur im Anfangsstadium. Üppige Mengen schützen die Gelenke vor chronischen Entzündungen. Hochdosiertes Vitamin C ist am besten als Kalziumascorbat einzunehmen.

Fördert die Wundheilung

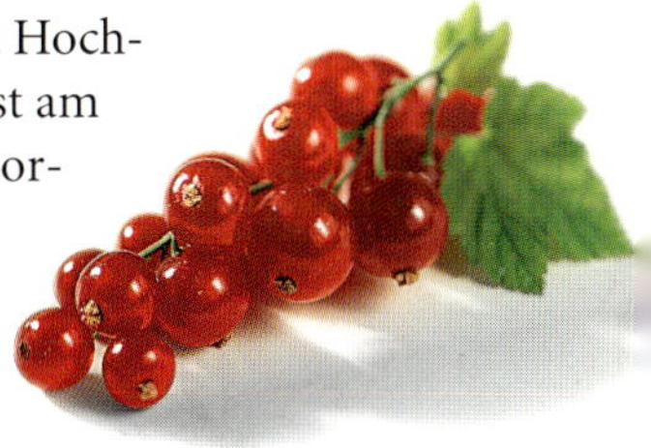

Durchfall bei falscher Dosis

Eine Überdosierung von Vitamin C ist praktisch nicht möglich, da ein Zuviel über den Stuhl ausgeschieden wird. Bei »Mega-Dosierungen« ab zehn Gramm kann es jedoch zu Durchfall kommen. Abhilfe schafft die Verringerung der Dosis.

Ideale Mengen für Erwachsene pro Tag

- Empfohlene Zufuhr: 75 mg
- Therapeutische Zufuhr: 75 bis 10 000 mg

Biotin – Schönheit für Haut und Haar

Beteiligt am Eiweißabbau

Biotin oder Vitamin H unterstützt zentrale Stoffwechselfunktionen und wird immer dann gebraucht, wenn Nahrungsenergie in Körperenergie umgewandelt werden soll. Beim Eiweißabbau ist es für die Zerlegung der Aminosäuren zuständig. Weil Biotin aktiv den Fettstoffwechsel kontrolliert und sich gleichzeitig gern in Haut- und Haarzellen aufhält, beeinflußt es auch den Fettgehalt der Haut. Und schließlich sorgt der Schwefel im Biotin für den Schwefelnachschub in Haut, Haaren und Fingernägeln.

Hülsenfrüchte und Gemüse als wichtige Quellen

Sojabohnen und Hülsenfrüchte allgemein sind biotinreich. Auch alle Gemüsesorten, hauptsächlich Blumenkohl, können sich mit ihrem Biotinangebot sehen lassen, ebenso Pilze, Erd- und Walnüsse. Unter den tierischen Produkten gelten Innereien und Eigelb als biotinreich.

Wenn Sie zuwenig Vitamin H aufnehmen ...

Zuerst leidet die Haut

Schlechte Ernährungsgewohnheiten, Alkohol-, Nikotin- und Tablettenmißbrauch schaden der Darmflora und stoppen die Biotinproduktion im Darm. Wenn der Nachschub an Biotin ausbleibt, reagiert der Körper mit Hautentzündungen und Haarausfall, Übelkeit, Appetitlosigkeit, Muskelschmerzen, Störungen beim Gehen, Depressionen und Panikattacken.
Wer häufig ungekochte Hühnereier ißt, verliert schlagartig sein Biotin, das im Darm aufgenommen wird, weil das im Eiklar enthaltene Avidin Biotin bindet. Auch bei künstlicher Ernährung ohne Biotin kann es zu einem Mangel kommen.

Schützen und heilen

Ohne Nebenwirkungen

Bei Problemen mit der Haut, den Haaren oder den Nägeln sowie bei den anderen genannten Mangelsymptomen können Sie Biotin ohne Nebenwirkungen therapeutisch anwenden. Nebenwirkungsfrei bleibt das Vitamin auch bei hohen Dosen bis 40 Milligramm täglich.

Ideale Mengen für Erwachsene pro Tag

- Empfohlene Zufuhr: 30 bis 200 µg
- Therapeutische Zufuhr: 300 bis 5 000 µg

Wundervitamin Coenzym Q_{10}

Ubichinone kommen überall im Tier- und Pflanzenreich sowie in Mikroorganismen vor und werden auch als Coenzym Q_{10} bezeichnet. Unser Körper kann Q_{10} in gewissem Umfang problemlos selbst herstellen, deshalb ist es kein Vitamin. Dennoch ist Q_{10} eine lebenswichtige Substanz, denn nur mit Coenzym Q_{10} kann in den Mitochondrien, den Kraftwerken der Zellen, Energie gewonnen werden. Besonders große Q_{10}-Depots sind Muskeln, Herz, Leber und Niere, weil diese Organe Spitzenleistungen im menschlichen Körper erbringen müssen. Je älter der Mensch wird, desto kleiner werden diese körpereigenen Depots.

Hat vitaminähnlichen Charakter

Ob der bisherige Ruf des Coenzyms Q_{10} als »Herzwunder« oder »Energievitamin« gerechtfertigt ist, müssen zukünftige wissenschaftliche Studien erst noch zeigen.

Pflanzenöle als wichtige Quelle

Soja- und Olivenöle sowie Keimöle sind zuverlässige Q_{10}-Quellen. Aber auch Fisch, Eier und Fleisch enthalten beachtliche Mengen davon.

Wenn Sie zuwenig Coenzym Q_{10} aufnehmen ...

Typische Mangelerscheinungen wurden bisher nicht festgestellt. Lediglich bei Menschen, die mit »Cholesterinsynthesehemmern« behandelt werden, haben Mediziner einen niedrigen Gehalt an Coenzym Q_{10} im Blut gemessen. Wer solche Mittel einnehmen muß, sollte gegebenenfalls zusätzlich Coenzym-Q_{10}-Präparate einnehmen.

Schützen und heilen

Zum Aufmuntern bei Müdigkeit

Bei Leistungsschwäche oder chronischem Müdigkeitssyndrom können Sie sich mit hochdosiertem Coenzym Q_{10} wieder aufmuntern. Patienten mit Herzerkrankungen wie Herzmuskelschwäche oder koronarer Herzkrankheit, die eine längere Zeit mit hohen Dosen Q_{10} behandelt wurden, fühlten sich danach besser. Gegenanzeigen oder Nebenwirkungen wurden bisher nicht festgestellt.

Ideale Mengen für Erwachsene pro Tag

- Empfohlene Zufuhr: 10 mg
- Therapeutische Zufuhr: 10 bis 150 mg

Fit mit Mineralstoffen

Halten den Stoffwechsel auf Trab

Mineralstoffe sind im Gegensatz zu den Vitaminen anorganische Stoffe aus der unbelebten Natur, aber ebenso lebenswichtig wie diese. Mineralstoffe sind an vielen Stoffwechselvorgängen beteiligt und tragen sowohl zum Aufbau des Körpers als auch zur Aufrechterhaltung verschiedener Körperfunktionen bei. Für den reibungslosen Ablauf sämtlicher Funktionen benötigt der Mensch sie täglich und zudem in ausreichender Menge.

Mengen- oder Spurenelement?

Experten sprechen von einem Mineralstoff, wenn wir von dem Element mehr als 100 Milligramm täglich brauchen. Das trifft für Chlor, Kalium, Kalzium, Magnesium, Natrium, Phosphor und Schwefel zu. Natrium und Chlorid nehmen wir reichlich über Kochsalz auf. Phosphor und Schwefel sind im Überfluß in Lebensmitteln enthalten. Da die ausreichende Zufuhr dieser Mineralstoffe außer Frage steht, lassen wir sie hier außen vor und konzentrieren uns auf die eher problematischen Stoffe.

Elemente, die nur in Spuren vorkommen und benötigt werden, heißen Spurenelemente. Der Körper verfügt über Spuren von Eisen, Kupfer, Kobalt, Selen, Mangan, Molybdän, Chrom, Zink, Jod, Fluor, Silicium, Nickel und Vanadium. In diesem Kapitel stellen wir auch die wichtigsten sechs Spurenelemente vor.

Das Wirkungsspektrum

Für den optimalen Ablauf aller Stoffwechselprozesse hält der Organismus die Konzentrationen der einzelnen Mineralstoffe im Blutserum konstant, auch dann, wenn Störfaktoren wie Krankheiten, Medikamente oder falsche Ernährung den Körper herausfordern. Wie wichtig sie sind, zeigen ihre Aufgabengebiete:

- Aufrechterhaltung des osmotischen Druckes der Körperflüssigkeiten
- Aufrechterhaltung des Säure-Basen-Gleichgewichtes
- Förderung der Funktion der meisten Enzyme
- Aufrechterhaltung der Funktion von Muskeln durch Kalzium und der Nerven durch Natrium und Kalium

Aktivieren Enzyme

- Strukturbestandteile von Knochen und Zähnen sind zum Beispiel Kalzium, Phosphor und Magnesium
- Schutz des Körpers vor Oxidation mit Hilfe von Selen, Zink und Kupfer.

Nichts geht ohne

Viele von uns bekommen zuwenig Magnesium und Kalzium, während die Versorgung mit Kalium bei abwechslungsreicher Ernährung gesichert scheint. Eisen gibt ebenfalls Anlaß zur Sorge, denn besonders junge Frauen leiden häufig an Eisenmangel. Für andere Menschen stellen wiederum Zink, Jod und Selen Mangelelemente dar.

Der Körper legt Reserven an

Da der Körper über beachtliche Reserven verfügt, kann er eine Mangelzufuhr an Mineralstoffen über einen längeren Zeitraum schadlos verkraften. Bleibt ein Defizit jedoch darüber hinaus unbeachtet, treten nach und nach unspezifische Mangelsymptome auf, zum Beispiel Nervosität oder Kopfschmerzen bei Magnesiummangel. Erst nach Jahren, wenn der Mangel anhält, reagiert der Körper mit funktionellen Störungen und strukturellen Veränderungen. Ein Beispiel dafür ist die Osteoporose, die Entmineralisierung der Knochen. Diese Krankheit tritt bei Frauen nach langjährigem Kalziummangel meist erst in den Wechseljahren auf. Eine übermäßige Zufuhr einzelner Mineralstoffe kann der gesunde Organismus durch verminderte Aufnahme im Darm und vermehrte Ausscheidung über die Niere ausgleichen.

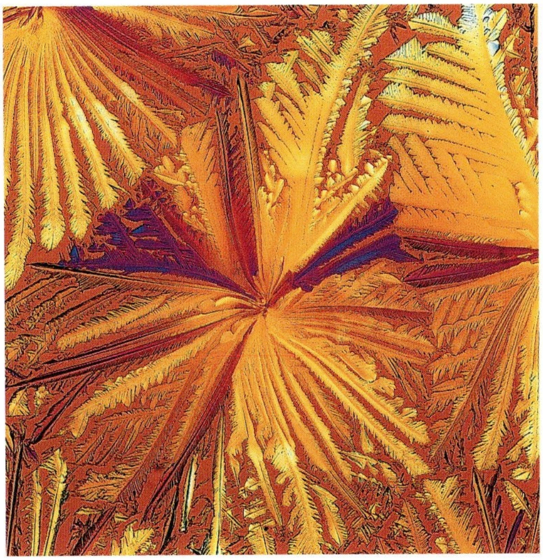

Magnesiumzitrat unter dem Mikroskop. Magnesium ist ein krampflösender Mineralstoff.

Ausblick und Chancen

Wissenschaftler vermuten einen Zusammenhang zwischen Mineralstoffmangel und bestimmten Krankheiten; so wird Arteriosklerose mit Selenmangel, Krebs mit zuwenig Zink und Altersdiabetes mit Chromdefiziten in Verbindung gebracht. Für die Zukunft ergeben sich daraus neue Ansätze zur Vorbeugung und Therapie.

Kalium regelt den Wasserhaushalt

Kalium ist im Körper nicht nur mengenmäßig ein starker Mineralstoffvertreter, sondern es dominiert auch im Inneren unserer Zellen und behauptet sich als Gegenspieler von Natrium. Seine vielfältigen Aufgaben zeigen, wie unersetzlich Kalium ist: So wird es für die Reizübertragung vom Nerv auf den Muskel und zur Muskelkontraktion benötigt. Nur in Anwesenheit von Kalium wird beispielsweise Zucker aus dem Blut in die Zellen geschleust. Kalium regelt den Wasserhaushalt und reguliert die Säure-Basen-Balance. Es baut körpereigenes Eiweiß auf und aktiviert viele Enzyme, die am Abbau von Stärke (Glykolyse) und Fett (Lipolyse) beteiligt sind. Zudem steigert es die Atmung der Gewebe. Die Hormone Insulin und Kortison sowie die Säure im Magen werden unter seiner Regie dem Körper zur Verfügung gestellt.

Kommt in erster Linie in Zellen vor

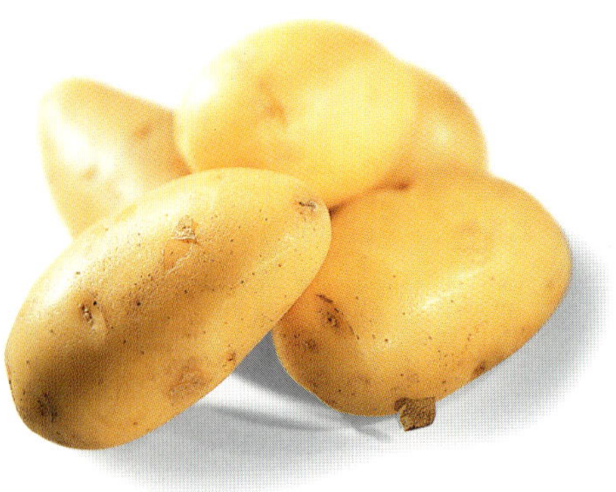

Gemüse als wichtige Quelle

Alle Gemüsesorten sind reich an Kalium. Als weitere Kaliumlieferanten kommen Obst, Nüsse, Pilze und Vollkornprodukte in Frage.

Als Kaliumsalz in Obst und Gemüse

Genußmittel und Medikamente sind Kaliumräuber

Liebhaber von Lakritze sollten auf ihre Kaliumversorgung achten: Etwa 100 g Lakritze, über mehrere Wochen hinweg täglich genossen, lassen das Kalium ins Defizit rutschen. Ähnlich wirkt Koffein in Kaffee, schwarzem Tee und Kolagetränken.
Auch in Verbindung mit bestimmten Medikamenten, die Sie über einen längeren Zeitraum hinweg einnehmen müssen, kann ein Kaliummangel auftreten. Vorsicht also bei:

- Entwässerungsmitteln
- Kortisonpräparaten
- Theophyllin in Mitteln gegen Asthma
- Abführmitteln

Wenn Sie zuwenig Kalium aufnehmen ...

Ein erniedrigter Kaliumwert im Blutserum signalisiert in der Regel einen Kaliummangel (Hypokaliämie) im gesamten Körper. Eine Spezialuntersuchung, die Vollblutanalyse (siehe Seite 16), kann den Verdacht bestätigen und spiegelt die Konzentration in den Körperzellen wieder. Ursachen für eine Kaliumunterversorgung gibt es viele. So reagiert der Körper auf Fehlernährung, Alkoholismus oder Magersucht äußerst empfindlich. Auch starkes Erbrechen oder heftige Durchfälle gehen oft mit enormen Kaliumverlusten einher. Wenn Sie häufig stark schwitzen, zum Beispiel beim Sport, in der Sauna oder bei körperlich anstrengender Arbeit, müssen Sie mit Kaliumverlusten rechnen und diese wieder ausgleichen.

Kaliumverluste beim Sport

Diabetiker haben oft niedrige Kaliumwerte, weil sie viel Kalium über die Niere ausscheiden. Bestimmte Stoffwechselstörungen, Leberzirrhose, Herzschwäche sowie vererbte, familiäre Hypokaliämie, bei der zuwenig Kalium im Blut ist, gehen meist mit einem Kaliummangel einher. Zur Therapie der genannten Erkrankungen und Mangelsymptome brauchen Sie zusätzliche Kaliumgaben.

Schützen und heilen

Wenn Sie sich oft erschöpft fühlen, der Appetit nachläßt, Übelkeit und Verstopfung Ihnen das Leben schwermachen, signalisiert der Körper: Kaliumreserven auffüllen! Bleiben die Signale unbeachtet, reagiert das Herz mit Herzrhythmusstörungen. Auch muskuläre Schwäche kann die Antwort auf einen Mangel sein und sogar zu Lähmungen führen.

Maßvoll dosieren!

Nach den Mahlzeiten einnehmen

Kaliumpräparate nehmen Sie am besten nach den Mahlzeiten mit Flüssigkeit ein. Wenn der Arzt bei Ihnen jedoch eine stark eingeschränkte Nierenfunktion festgestellt hat, dürfen Sie kein Kalium einnehmen. In seltenen Fällen wehrt sich der Körper mit Übelkeit, Blähungen und Durchfällen. »Retardierte Präparate«, bei denen die Freigabe des Wirkstoffs verzögert ist, schädigen bei empfindlichen Menschen die Schleimhaut von Magen und Darm.

Ideale Mengen für Erwachsene pro Tag

- Empfohlene Zufuhr: 2 bis 4 g
- Therapeutische Zufuhr: 1 bis 4 g (zusätzlich)

Kalzium für Knochen und Zähne

Unverzichtbarer Mineralstoff

Im Körper eines erwachsenen Menschen steckt etwa ein Kilogramm Kalzium, wobei rund 99 Prozent davon zur Härtung in Knochen und Zähnen gebunden sind. Das Skelett ist somit der größte Kalziumspeicher des Menschen. Sowohl Knochen als auch Zähne benötigen den Mineralstoff für ihren Aufbau. Kalzium stabilisiert die Zellmembranen und beeinflußt deren Durchlässigkeit für Stoffe, die in die Zellen hinein- und aus ihnen herausgelangen. In den Nerven- und Muskelzellen ist es an der Reizübertragung beteiligt. Als Aktivator von Enzymen unterstützt Kalzium diverse Stoffwechselvorgänge, unter anderem aktiviert es die Blutgerinnung. Die Hormone der Nebenschilddrüse regeln den Ein- und Abbau sowie die Aufnahme und Ausscheidung von Kalzium.

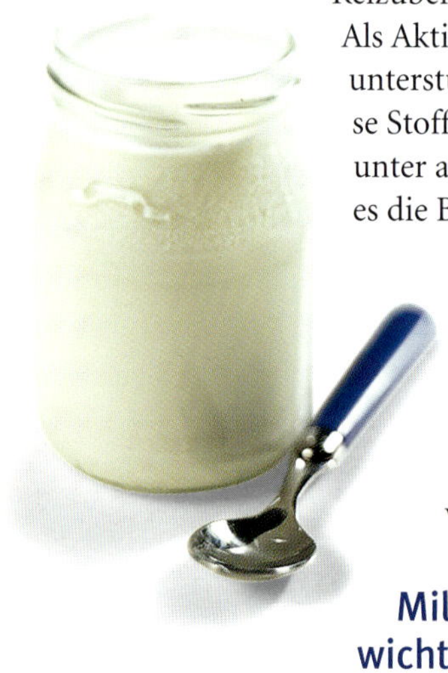

Milchprodukte als wichtige Quelle

Milch und Milchprodukte stehen an der Spitze der Kalziumlieferanten. Mit etwas Abstand folgen Sesamsamen und Nüsse, Gemüse, Hefe, einige Getreidearten und daraus hergestellte Vollkornprodukte sowie Mineralwässer, die mehr als 200 Milligramm Kalzium pro Liter enthalten. Wer weder Milch trinkt noch Milchprodukte ißt, kann also bei bedachter Auswahl der Lebensmittel trotzdem seinen täglichen Bedarf am Mineralstoff Kalzium decken.

WICHTIG

Wer gleichzeitig mit kalziumreichen Lebensmitteln Vitamin D, Milchzucker oder Säuren wie Zitronen- oder Ascorbinsäure (Vitamin C) einnimmt, verbessert die Kalziumaufnahme. Ein übermäßiger Eiweiß- und Fettverzehr, Oxalate in Rhabarber, Spinat, roten Beten, Bohnen, Kakaopulver und daraus hergestellten Produkten verschlechtern sie dagegen. Phosphate in Schmelzkäse, Fleisch- und Wurstwaren, Fischen, Hülsenfrüchten, Schwarztee, Kolagetränken und Limonaden behindern ebenso die Aufnahme wie Phytate in rohem Getreide, weil sie mit Kalzium eine unlösliche Verbindung eingehen.

Vitamin D und C verbessern die Kalziumaufnahme

Wenn Sie zuwenig Kalzium aufnehmen ...

Experten haben festgestellt, daß etwa 80 Prozent der Weltbevölkerung täglich weniger als die bedarfsdeckenden 800 Milligramm Kalzium aufnehmen. Doch Kalziummangel ist durch eine ausgewogene Ernährung an sich leicht vermeidbar. Bei einer kurzfristig gestörten Kalziumversorgung beeinträchtigen Muskelkrämpfe, Müdigkeit und Herzrhythmusstörungen das Wohlbefinden. Langfristig führt ein Kalziummangel zu einem Abbau des Knochengewebes, bei Kindern bekannt als Rachitis, bei erwachsenen Frauen als Osteoporose.

Krämpfe bei Kalziummangel

Schützen und heilen

Kinder im Wachstum, Schwangere und Stillende brauchen etwas mehr Kalzium, weil Knochensubstanz aufgebaut wird. Auch wer viele phosphathaltige Lebensmittel verzehrt, braucht mehr von dem Mineralstoff, denn Phosphat geht mit Kalzium eine unlösliche Verbindung ein, so daß das Kalzium dem Körper nicht mehr zur Verfügung steht. Als Therapeutikum hat Kalzium sich bei der Vorbeugung und Behandlung von Osteoporose einen Namen gemacht. Eine zusätzliche Kalziumgabe ist allerdings nur sinnvoll, wenn weniger Kalzium als die empfohlene Menge aufgenommen wird.
Daneben kann Kalzium den Ausbruch allergischer Reaktionen eindämmen, indem es die Freisetzung von Histamin verhindert, das die allergische Reaktion auslöst. Als Kalziumascorbat, also kombiniert mit Vitamin C (Ascorbinsäure), entfaltet es seine Wirkung optimal.

Stoppt allergische Reaktionen

Gegenanzeigen und hohe Dosierung

Hat Ihr Arzt einen zu hohen Kalziumspiegel im Blut oder eine eingeschränkte Nierenfunktion festgestellt, dürfen Sie Kalzium nicht in hohen Dosen und über längere Zeit ohne ärztliche Begleitung einnehmen. Hohe Dosen zwischen ein und zwei Gramm oder mehr können außerdem zu Verstopfung führen.

Ideale Mengen für Erwachsene pro Tag

- Empfohlene Zufuhr: 800 bis 1 000 mg, bei Schwangeren und Stillenden 1 200 mg, Jugendliche 1 000 bis 1 200 mg
- Therapeutische Zufuhr: 500 bis 1 500 mg

Magnesium – das Anti-Streß-Mittel

Mindestens 300 Enzyme sind bei der Erfüllung ihrer Aufgaben im menschlichen Organismus auf Magnesium angewiesen. Entsprechend breit ist das Aufgabengebiet des Mineralstoffs: Er aktiviert diverse Reaktionen im Kohlenhydratstoffwechsel, ist am Aufbau von Eiweiß beteiligt und beeinflußt die Informationsübertragung von den Nerven auf die Muskulatur. Ähnlich wie Kalzium baut es Knochen und Zähne auf. In Streßsituationen beeinflußt Magnesium die Ausschüttung von Adrenalin, einem Hormon, das in angespannten, kritischen Situationen den Stoffwechsel aktiviert und dadurch die Reaktionsfähigkeit wesentlich verbessert.

Ein Element mit vielen Aufgaben

Grünes Gemüse als wichtige Quelle

Alle grünen Gemüsesorten, zum Beispiel Mangold und Blattspinat, bieten viel Magnesium. Weitere Lieferanten sind Vollkornprodukte, Nüsse, Hülsenfrüchte, besonders Sojabohnen. Auch Mineralwässer können zur Magnesiumversorgung beitragen, wenn sie etwa 100 Milligramm pro Liter und mehr enthalten.

Mineralwasser mit Bedacht auswählen

Medikamente verbrauchen Magnesium

Bei der Einnahme einiger Medikamente sollten Sie beachten, daß sie einen Magnesiummangel auslösen können. Sprechen Sie mit Ihrem Arzt darüber, um dem rechtzeitig vorzubeugen. Folgende Medikamente zehren an Ihren Magnesiumvorräten:

- Kortisonpräparate
- Entwässerungsmittel
- Asthmamittel mit dem Wirkstoff Theophyllin
- Hormone wie Insulin, Schilddrüsen-, Wachstums- und Parathormon sowie Aldosteron

Wenn Sie zuwenig Magnesium aufnehmen ...

Ein erniedrigter Magnesiumwert im Blutserum signalisiert einen Magnesiummangel im gesamten Körper. Eine sehr spezielle Untersuchung, die Vollblutanalyse (siehe Seite 16), liefert genauere Ergebnisse und spiegelt die Konzentration in den Körperzellen wieder.
Ein Mangel ist heute relativ weit verbreitet und hat zahlreiche Ursachen. So meldet der Körper bei schlechten Ernährungsgewohnheiten mit viel zuviel Ei-

weiß, Fett und Zucker, daß ihm Magnesium fehlt, weil diese Nährstoffe die Magnesiumaufnahme aus dem Darm stören. Wer große Mengen Koffein in Form von Kaffee, Tee und Kolagetränken konsumiert, regelmäßig Alkohol trinkt und viel Kochsalz zu sich nimmt, dem fehlt häufig Magnesium, weil der Körper mehr davon mit dem Urin ausscheidet.

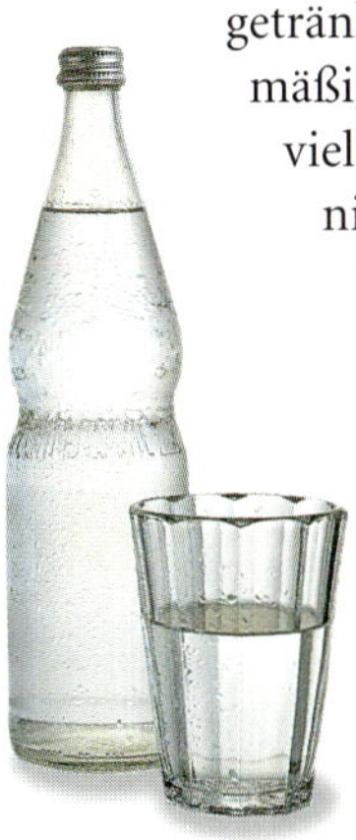

Erbrechen und Durchfall gehen mit Magnesiumverlusten einher. Wenn Sie an entzündlichen Darm- oder Bauchspeicheldrüsenerkrankungen leiden, ist die Aufnahme von Magnesium gestört, der Körper kommt deshalb zu kurz. Zahlreiche Medikamente – besonders Abführmittel –, aber auch Streß bringen den Körper in ein Magnesiumdefizit, weil verstärkt Magnesium ausgeschieden wird.

Muskelkrämpfe sind typisch

Das wichtigste Symptom eines Magnesiummangels sind Muskelkrämpfe, besonders in den Waden. Aber auch Muskelzittern und -schwäche können auftreten. Wenn Sie sehr unruhig, ängstlich und depressiv sind, sich häufig müde fühlen, Nächte schlaflos verbringen, kann ein Magnesiummangel dahinterstecken.

Schützen und heilen

Aufgrund seiner krampflösenden Wirkung kann Magnesium Kopfschmerzen und Migräne lindern. Bei Verstopfung ist der Mineralstoff das Mittel der Wahl, weil er die Tätigkeit der Darmmuskelzellen anregt und bei hohen Dosen abführend wirkt. Magnesium kann Schmerzen während der Periode (Dysmenorrhoe) lindern, vorzeitige Wehen stoppen und Bluthochdruck etwas senken, da es Krämpfe löst und Gefäße erweitert. Zudem beugt es Krämpfen in den Herzkranzgefäßen und Herzrhythmusstörungen vor.

Gegenanzeigen und richtige Dosierung

In hoher Dosierung abführend

Bei stark eingeschränkter Nierenfunktion dürfen Sie kein Magnesium einnehmen! Große Mengen können zu Durchfall führen. Sie sollten die Dosis dann entweder reduzieren oder in kleineren Mengen über den Tag verteilen.

Ideale Mengen für Erwachsene pro Tag

- Empfohlene Zufuhr: 300 bis 350 mg
- Therapeutische Zufuhr: 240 bis 600 mg, im Extremfall bis 900 mg

Eisen – wichtig für die Blutbildung

Etwa fünf Gramm Eisen stecken im Körper eines Erwachsenen. Davon befinden sich rund 70 Prozent im Farbstoff der roten Blutkörperchen, der den Sauerstoff in die Körperzellen transportiert. Die übrigen 30 Prozent Eisen lagern in Muskelzellen, in einigen Enzymen und in der Leber. Wegen seiner Beteiligung am Sauerstofftransport sowie an Stoffwechsel- und Immunreaktionen ist Eisen für uns lebensnotwendig.

Eisen ermöglicht Sauerstofftransport im Blut

Fleisch als wichtige Quelle

Eisen liefern vor allem rotes Fleisch, Innereien und Fische. Auch Vollkornprodukte, Hafer und Hirse, Bierhefe und Hülsenfrüchte, insbesondere Sojabohnen, sind ideale Quellen. Unter den Gemüsesorten versorgen uns Spinat, Mangold und Grünkohl relativ gut mit dem Mineralstoff. Wer gleichzeitig viel Vitamin C aufnimmt, der kann das Eisen besser verwerten. Kaffee und schwarzer Tee hingegen verschlechtern die Eisenversorgung, ebenso Medikamente mit dem Wirkstoff Tetrazyklin oder magensäurebindende Mittel gegen Sodbrennen. Eisen und Zink behindern sich gegenseitig in der Aufnahme und sollten möglichst nicht zusammen eingenommen werden.

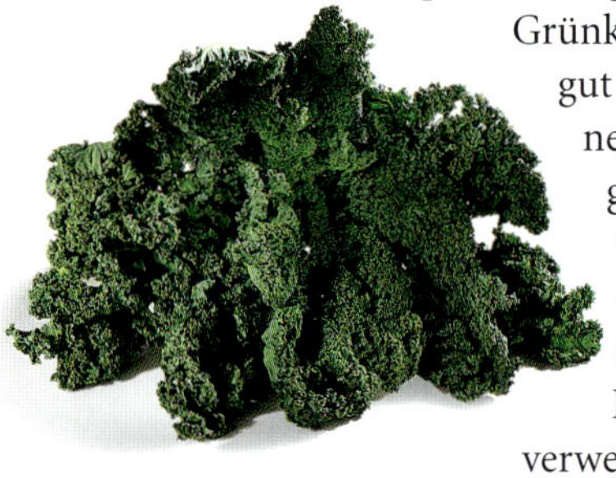

TIP!

Nehmen Sie Eisenpräparate, sofern Ihr Magen das verträgt, möglichst nüchtern ein, damit die Aufnahme nicht durch andere wichtige Nährstoffe behindert wird. Tabletten oder Kapseln sollten Sie mit reichlich Flüssigkeit schlucken – am besten mit Orangensaft: Sein Vitamin-C-Gehalt verbessert die Aufnahme des Eisens.

Wenn Sie zuwenig Eisen aufnehmen ...

Jeder Blutverlust kann zu einem Eisenmangel führen. Oft ist dies nach Verletzungen, Blutspenden oder Operationen sowie bei Frauen mit starker Menstruationsblutung zu beobachten. Mit einem Defizit muß auch rechnen, wer überwiegend Milchprodukte, Weißmehl, Zucker und Fett ißt. Aufnahmestörungen im Darm können ebenfalls eine Unterver-

Blutverluste verursachen einen Mangel

sorgung verursachen. Unter Eisenmangel leiden zuweilen auch Kinder im Wachstum, Schwangere und Stillende. Ein Mangel hat zur Folge, daß der Anteil des Farbstoffs in den roten Blutkörperchen sinkt und sich dadurch die Versorgung der Gewebe mit Sauerstoff verschlechtert. An Symptomen wie leichter Ermüdbarkeit, Atemnot bei körperlichen Anstrengungen, Schwindel oder Kopfschmerzen kann sich das bemerkbar machen. Eingerissene Mundwinkel und Wachstumsstörungen von Haaren und Nägeln sind weitere mögliche Zeichen für Eisenmangel.

Schützen und heilen

Kontroverse Diskussion

Experten bewerten eine hohe Eisenzufuhr mit der Nahrung oder durch Präparate neuerdings zunehmend kritisch. Der Grund: In einigen Studien gab es Hinweise auf Zusammenhänge zwischen dem Verzehr von eisenreichem Fleisch und der Entstehung von Tumoren beziehungsweise dem Auftreten koronarer Herzkrankheiten. Diese Beziehung läßt sich auf freie Radikale zurückführen – aggressive Moleküle, die bei hohem Eisenspiegel im Blut vermehrt auftreten. Bei hohem Gehalt an Blutfarbstoff werden die Fließeigenschaften des Blutes und damit die Versorgung mit Sauerstoff sogar verschlechtert. Ob Eisenmangel während der Schwangerschaft und in den ersten Lebensmonaten des Säuglings unbedingt mit Eisen behandelt werden soll, wird ebenfalls kontrovers diskutiert. Möglicherweise handelt es sich hier um einen »natürlichen Eisenmangel«, der den Organismus vor Infektionen mit Bakterien schützt, die sich ohne Eisen nicht vermehren können.

Gegenanzeigen

Keine Eisenpräparate bei Störungen

Eisen sollten Sie nicht einnehmen, wenn Sie unter Eisenspeicherstörungen leiden. Eisenpräparate können zu Verstopfung und Reizungen der Magenschleimhaut führen. Eine Dunkelfärbung des Stuhls ist normal.

Ideale Mengen für Erwachsene pro Tag

- Empfohlene Zufuhr: 10 bis 15 mg; menstruierende Frauen 15 bis 18 mg; Schwangere und Stillende 22 bis 25 mg
- Therapeutische Zufuhr: 10 bis 100 mg, nur bei nachgewiesenem Eisenmangel!

Jod für die gesunde Schilddrüse

Der menschliche Körper enthält nur einige Milligramm Jod. Rund 90 Prozent davon speichert die Schilddrüse, in der die Schilddrüsenhormone gebildet werden. Jod ist ein wichtiger Bestandteil dieser Hormone, die den Sauerstoffverbrauch im Gewebe und den Grundumsatz steuern. Der Grundumsatz entspricht der Geschwindigkeit, mit der die Zellen im Ruhezustand aus Nahrung Energie herstellen und wieder verbrauchen.

Meeresfrüchte als wichtige Quelle

Seefisch essen

Seefische, Muscheln, Garnelen und Algen sind gute Jodquellen. Jodiertes Speisesalz und damit gewürzte Speisen tragen zu unserer Jodversorgung bei. Je nach Qualität des Bodens enthalten auch Gemüse, Milch und Milchprodukte Jod.

Wenn Sie zuwenig Jod aufnehmen ...

Vergrößerung der Schilddrüse bei Mangel

Jodmangel stört die hormonellen Regelkreise, führt zu einem Wachstum der Schilddrüse, schließlich zum Kropf und zu einer Schilddrüsenunterfunktion, deren Symptome vielfältig sind. Bei einem schleichenden Beginn der Erkrankung werden häufig beobachtet:

- eine geringere geistige Leistungsfähigkeit
- Müdigkeit, Trägheit
- Depression
- Gewichtszunahme

Jodmangelgebiete

Die Böden Mitteleuropas gelten als jodarm, so daß praktisch die gesamte Bevölkerung hier jodmangelgefährdet ist. In Deutschland ist Schleswig-Holstein die Region mit den jodreicheren Böden, Bayern gilt dagegen als Jodmangelregion. Kein Wunder, daß im Norden nur rund vier Prozent der Bevölkerung an einem Kropf (Jodmangelstruma) leiden, in Bayern dagegen rund 30 Prozent! Mittlerweile wurde ganz Deutschland zum Jodmangelgebiet erklärt. Diese Tatsache veranlaßt Hormonspezialisten, eine großzügige Versorgung mit Jod zu empfehlen. Menschen mit einer Schilddrüsenüberfunktion dürfen jedoch kein Jod einnehmen. Ihr Gesundheitszustand würde sich durch Jod nur noch verschlechtern. So sollten jodierte Lebensmittel gekennzeichnet sein, damit die Betroffenen andere Produkte auswählen können.

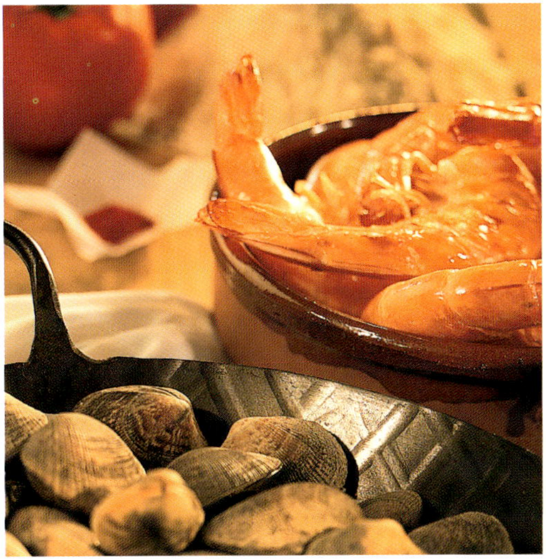

Muscheln und Garnelen sind ideale Jodlieferanten.

- Verstopfung
- blasse, rauhe, trockene Haut
- struppige Haare
- Regelstörungen bei der Frau
- unerfüllter Kinderwunsch
- langsames Herzschlagen
- Fettstoffwechselstörungen
- Kropfbildung
- Kinder und Jugendliche bleiben in ihrer körperlichen und geistigen Entwicklung zurück, besonders auch dann, wenn die Versorgung in der Schwangerschaft schlecht war.

Schützen und heilen

Wer einem Kropf und einer Unterfunktion der Schilddrüse (Hypothyreose) gezielt vorbeugen möchte, sollte sich regelmäßig eine zusätzliche Ration Jod gönnen. Bei durchschnittlichen Ernährungsgewohnheiten wird weder der tägliche Bedarf noch der Mehrbedarf in Schwangerschaft und Stillzeit gedeckt. Da Jod antioxidativ wirkende Enzyme aktiviert, schützt es vermutlich auch vor Arteriosklerose. Nur in seltenen Fällen kommt es bei einer regelmäßigen Jodeinnahme zu Überempfindlichkeitsreaktionen.

Zur Vorbeugung regelmäßig Jodtabletten

Vorsicht bei Schilddrüsenüberfunktion

Sie dürfen kein Jod bei einer Überfunktion der Schilddrüse (Hyperthyreose) einnehmen! Dann sollten Sie auch Jodsalz meiden. Ob eine Überfunktion vorliegt, kann der Arzt durch eine einfache Blutuntersuchung feststellen.

Ideale Mengen für Erwachsene pro Tag

- Empfohlene Zufuhr: 0,2 mg, Schwangere und Stillende 0,2 bis 0,25 mg
- Therapeutische Zufuhr: 0,1 bis 0,2 mg täglich oder 1 bis 1,5 mg wöchentlich. Einige Präparate enthalten Dosierungen über 1 mg und werden einmal pro Woche eingenommen.

Selen – ein wichtiger Schutzstoff

Die Selenreserven eines Erwachsenen betragen etwa 15 Milligramm, wobei Nerven und Gehirn, Schilddrüse, Leber, Niere, Lunge, Herz und Muskulatur besonders viel davon aufweisen. Selen ist Bestandteil der »Glutathionperoxidase« – ein Enzym, das an der Oberfläche unserer Zellen die Zerstörung von Fettsäuren durch Sauerstoff (Oxidation) verhindert und gleichzeitig die dabei entstehenden schädlichen Stoffe entsorgt. Selen schützt uns damit vor Oxidationsprozessen, die bei der Entstehung oder dem Fortschreiten einer Krebserkrankung, bei Rheuma oder Arteriosklerose eine Rolle spielen.

Schutz vor freien Radikalen

Aufgrund seiner vielen Schutzfunktionen wird diesem Vitalstoff auch eine hemmende Wirkung bei Alterungsprozessen zugesprochen. Er schränkt die giftige Wirkung von Quecksilber, Arsen, Blei und Kadmium ein. Die Bildung und Aktivierung der Schilddrüsenhormone erfolgt mit Hilfe selenhaltiger Enzyme.

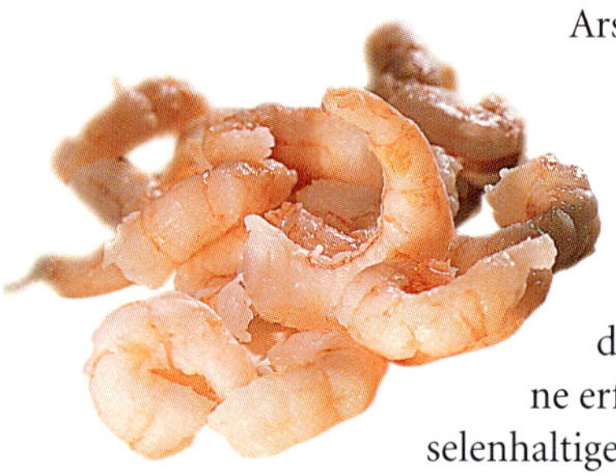

Seafood als wichtige Quelle

Generell enthalten tierische Lebensmittel mehr Selen als pflanzliche. Trotzdem sind Vegetarier im allgemeinen nicht schlechter mit Selen versorgt, weil dieses Spurenelement vom Körper aus pflanzlichen Produkten offenbar besser aufgenommen wird. Seefische, Austern, Garnelen und Algen sind selenreich. Auch Knoblauch und Vollkornprodukte enthalten Selen, ebenso Fleisch und Eier, sofern die Tiere selenhaltiges Futter erhalten haben.

Reichlich in Seefisch und Meeresfrüchten

Wenn Sie zuwenig Selen aufnehmen ...

Beim Menschen sind Mangelerscheinungen bisher nicht bekannt. Dennoch gehört Deutschland im Weltvergleich zu den selenarmen Gegenden. Die tägliche Zufuhr liegt durchschnittlich bei 40 bis 60 Mikrogramm und damit am unteren Rand der empfohlenen Zufuhr. Experten raten deshalb, sich vorbeugend mit Selen zu versorgen.

Schützen und heilen

Eine amerikanische Studie bestätigt die vorbeugende Wirkung von Selen bei Krebs, die wiederum auf die antioxidativen Fähig-

WICHTIG

Vitamin C behindert die Aufnahme von anorganischen Selenverbindungen wie Natriumselenit. Wenn Sie also neben einem Selen- auch ein Vitamin-C-Präparat einnehmen, lassen Sie einige Stunden dazwischen vergehen. Für die Einnahme von organischen Selenverbindungen wie Selenmethionin oder Selenhefe gilt diese Regel nicht.

keiten des Spurenelements zurückzuführen ist. Bei entzündlichen, rheumatischen Schüben fallen vermehrt freie Radikale an. Diese aggressiven Moleküle werden von der selenhaltigen Glutathionperoxidase neutralisiert. Deshalb ist der Selenspiegel im Blut von Rheumatikern oft sehr niedrig, und es haben sich Selengaben bewährt, besonders in Phasen mit entzündlichen Schüben.

Hemmt Entzündungen

Auch bei Herzinfarkt entfaltet Selen eine positive Wirkung. So bewirkt eine Selenzufuhr eine deutlich geringere Gefahr, nach Herzinfarkt zu sterben. Selen und Vitamin E ergänzen sich bei ihren Aufgaben aufgrund ihrer antioxidativen Wirkung. In dieser Kombination stärkt Selen das Immunsystem und beugt einem grauen Star (Katarakt) vor.

Bindung von Quecksilber und Blei

Als Gegenspieler von Quecksilber wird Selen unterstützend bei einer Amalgamausleitung eingesetzt, denn es verbindet sich mit Quecksilber zu einer relativ ungiftigen Verbindung. Berufskraftfahrer und Menschen, die an verkehrsreichen Straßen wohnen, können mit Selen einer starken Bleibelastung und Raucher einer Kadmiumbelastung entgegenwirken. Besser wäre freilich, das Rauchen aufzugeben!

Überdosierung ist möglich

Selen ist in hohen Dosen giftig. Aus diesem Grund gibt es in Deutschland offizielle Selengrenzwerte für Trinkwasser. Mengen über 200 Mikrogramm dürfen über längere Zeit nur unter ärztlicher Kontrolle eingenommen werden. Ernährungsbedingte Vergiftungserscheinungen sind selten. Die Symptome einer Überdosierung: Zahnkaries, Haarausfall und eventuell sogar Krebs.

Ideale Mengen für Erwachsene pro Tag

- Empfohlene Zufuhr: 50 bis 200 µg (WHO-Empfehlung)
- Therapeutische Zufuhr: 50 bis 300 µg

Zink fördert das Wachstum

Erwachsene speichern etwa zwei bis drei Gramm Zink in ihrem Körper. Es ist nach Eisen das zweitwichtigste Spurenelement und in mehr als 200 Enzymen enthalten.
Als Teil des Enzyms »Superoxid-dismutase« schützt es den Körper vor oxidativen Prozessen, indem es freie Radikale unschädlich macht; außerdem ist es an der Zellneubildung beteiligt. Das zinkhaltige Enzym »Carboanhydrase« reguliert in der Niere den Säure-Basen-Haushalt.

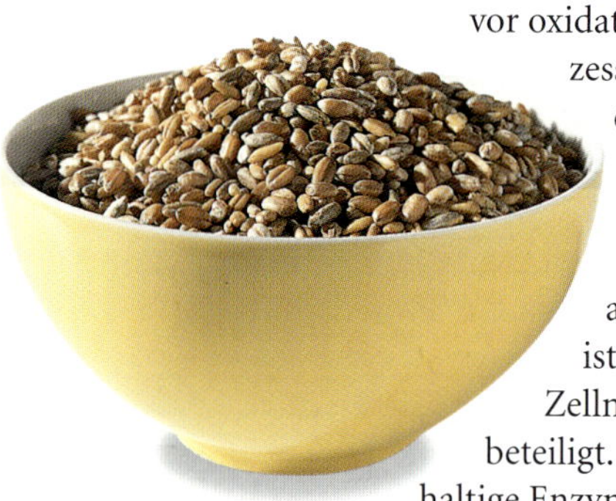

Reguliert Blutzucker und Säure-Basen-Haushalt

Zink sorgt für die Entgiftung von Alkohol und Schwermetallen und unterstützt den Aufbau von körpereigenem Eiweiß. Es ist als Bestandteil des gespeicherten Proinsulins (Vorstufe des Insulins) mitverantwortlich für die Regulierung des Blutzuckers.
Eine gute Immunabwehr ist nur mit ausreichend Zink gewährleistet. Außerdem wird Zink für den Stoffwechsel der Geschlechts-, Schilddrüsen- und Wachstumshormone benötigt.

Getreide und Meeresfrüchte als wichtige Quelle

In Seefisch, Austern, Fleisch, Milch und Käse ist reichlich Zink vorhanden. Vollkorngetreide, besonders Hafer, Gemüse und Hülsenfrüchte sind weitere gute Quellen.

Vegetarier sollten auf ihre Zinkversorgung achten

Unser Körper nimmt Zink aus tierischen Lebensmitteln wesentlich besser auf als aus pflanzlichen. Deshalb ist die Zinkversorgung bei Vegetariern oft mangelhaft. Hohe Kalzium- und Phosphatmengen, Phytate in Rohgetreide sowie die Schwermetalle Kadmium, Quecksilber und Blei binden Zink, so daß dieser Vitalstoff im Darm nicht mehr resorbiert werden kann.

WICHTIG

Greifen Sie zu Zink nüchtern und nicht zusammen mit Kupfer, Eisen oder Kalzium, um eine gute Verwertung im Körper zu gewährleisten.

Wenn Sie zuwenig Zink aufnehmen ...

Einseitige Ernährung in Verbindung mit Streß kann zu einem Zinkmangel führen. Auch ältere Menschen und Leistungssportler kommen in punkto Zink nicht immer auf ihre Kosten: Bei Senioren wird aufgrund der nachlassenden Verdauungstätigkeit das Zink vermutlich nicht mehr gut resorbiert. Leistungssportler brauchen mehr Zink zur Stärkung ihres Immunsystems sowie zur Wundheilung nach Verletzungen. Folgende Krankheiten gehen häufig mit einem Zinkmangel einher:

- Diabetes mellitus
- Tumorerkrankungen
- Beschwerden nach Operationen und nach einem Herzinfarkt
- entzündliche Darmerkrankungen wie Morbus Crohn, Colitis ulcerosa, Sprue
- Leberzirrhose

Stoffwechselstörungen bei Mangel

Appetitlosigkeit, vor allem Störungen im Eiweiß-, Fett- und Kohlenhydratstoffwechsel sind die Folge. Geschmacks- und Geruchsempfinden gehen verloren. Die Haare fallen aus, die Haut wird schuppig, und Wunden heilen langsamer. Es besteht eine erhöhte Infektanfälligkeit. Mit Zinkgaben lassen sich diese Mangelerscheinungen wieder beheben.

Schützen und heilen

Therapeutisch gesehen, hat Zink ein erstaunlich breites Wirkungsspektrum. Das Spurenelement kann Ihnen helfen, wenn Sie sehr infektanfällig sind. Wenn Wunden nicht heilen, wirkt Zink zusammen mit Vitamin C oft Wunder. Jeder Diabetiker sollte regelmäßig Zink einnehmen, damit sein Insulinspeicher gefüllt bleibt. Hohe Zinkdosen beseitigen Akne. Auch bei sogenannten »offenen Beinen« (Ulcus cruris) kann Zink zur Unterstützung der Behandlung eingesetzt werden. Depressionen, Aggressivität und Ängste lassen sich durch großzügige Zinkgaben bessern. Ein Minderwuchs bei Kindern läßt sich häufig durch Zink beheben, während sich bei Rheuma die Symptome verringern. Zink hemmt die Freisetzung des Histamins, das an vielen allergischen Reaktionen beteiligt ist. Bei Potenzstörungen und Unfruchtbarkeit können Sie versuchsweise Zink einsetzen.

Ein breites Wirkungsspektrum

Gegenanzeigen

Bei schweren Nierenfunktionsstörungen dürfen Sie Zink nicht anwenden! Sonst sind bei üblichen Dosierungen keine Nebenwirkungen zu befürchten.

Ideale Mengen für Erwachsene pro Tag

- Empfohlene Zufuhr: 12 bis 15 mg, Schwangere und Stillende 10 bis 20 mg
- Therapeutische Zufuhr: 20 bis 100 mg

Chrom schützt vor Diabetes

Die Gesamtmenge des körpereigenen Chroms liegt bei etwa fünf Milligramm. Das Spurenelement ist Bestandteil des »Glukosetoleranzfaktors«, der den Einbau von Traubenzucker (Glukose) aus dem Blut in Leber und Muskeln verbessert. Chrom erhöht die Wirksamkeit des körpereigenen oder von außen zugeführten Insulins und optimiert die Blutzuckereinstellung bei Altersdiabetes. Da Insulin den Fettspiegel im Blut beeinflußt, wird ein Mangel dieses Spurenelements auch für erhöhte Cholesterinwerte mitverantwortlich gemacht.

Wichtig für Zucker- und Fettstoffwechsel

Hefe als wichtige Quelle

Am chromreichsten unter den Lebensmitteln sind Bier- oder Backhefe. Auch Weizenkeime, Vollkornprodukte, Nüsse, Honig, Kartoffeln, Kakao und schwarzer Tee sind weitere gute Quellen. Unter den tierischen Produkten sind Leber und Käse erwähnenswert. Doch nur ein bis zwei Prozent des mit der Nahrung aufgenommenen Chroms wird resorbiert und dem Körper zur Verfügung gestellt. Wenn Sie gleichzeitig Vitamin C aufnehmen, kann die Chromaufnahme im Körper deutlich verbessert werden.

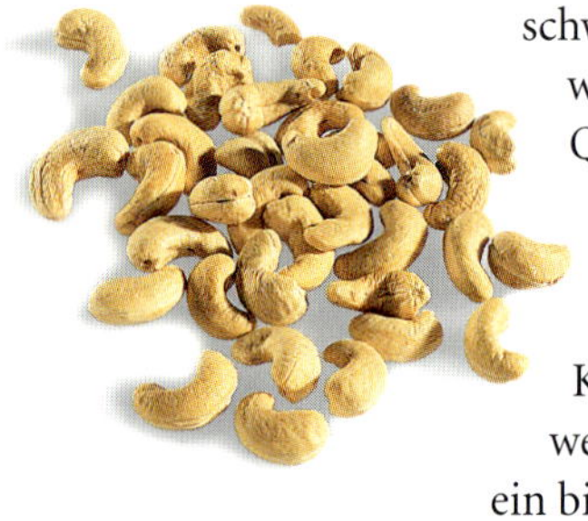

Schützen und heilen

Da Chrom nachweislich die Insulinwirkung beeinflußt, kann es neben den Medikamenten, die Ihnen der Arzt zur Behandlung eines Altersdiabetes verordnet hat, unterstützend wirken. Auch wenn Ihre Cholesterinwerte erhöht sind, sollten Sie zur Senkung des Cholesterins und zur Vorbeugung von Arteriosklerose versuchsweise Chrompräparate einnehmen. Denn Wissenschaftler haben herausgefunden, daß eine der Ursachen für hohe Cholesterinwerte im Blut ein Chrommangel sein kann. Gegenanzeigen und Nebenwirkungen sind bei Einnahme der empfohlenen Mengen bisher nicht bekannt geworden.

Unterstützt die Diabetesbehandlung

Ideale Mengen für Erwachsene pro Tag

- Empfohlene Zufuhr: 50 bis 200 µg
- Therapeutische Zufuhr: 100 bis 300 µg

Kupfer stoppt Entzündungen

Der menschliche Körper enthält etwa 100 Milligramm Kupfer, das hauptsächlich an Eiweiß gebunden ist. Als Bestandteil vieler Enzyme nimmt es am Eiweißstoffwechsel und an der Energiegewinnung teil. Kupfer begünstigt die Aufnahme von Eisen aus der Nahrung und ist daher indirekt an der Bildung des roten Blutfarbstoffs beteiligt.

Nüsse und Kakao als wichtige Quellen

Den höchsten Gehalt an Kupfer haben Nüsse und Kakao. Aber auch Gemüse, Hülsenfrüchte, und Pilze tragen gut zu unserer Versorgung bei. Tierische Produkte wie Käse, Fisch und Innereien enthalten ebenfalls beachtliche Mengen von diesem Mineralstoff.

Grünes Blattgemüse ist kupferreich

Schützen und heilen

Kupfermangel ist beim Menschen selten. Wenn er dennoch auftritt, führt er zu Blutarmut, weil die Eisenresorption aus dem Darm und die Verwertung des gespeicherten Eisens gestört ist. Bleibt die Behandlung einer Blutarmut mit Eisen erfolglos, löst Kupfer oft das Problem. Auch die Immunabwehr leidet, wenn Kupfer fehlt. In schweren Fällen entzündet sich die Haut, treten Wachstumsstörungen, Osteoporose sowie psychische und neurologische Störungen auf.

Dosierung

Trinkwasser aus kupferhaltigen Leitungen kann zu einem Kupferüberschuß führen. Babynahrung, die mit kupferhaltigem Wasser zubereitet wird, löst eventuell eine Leberzirrhose aus. Wer raucht, die Antibabypille nimmt oder mit einer kupferhaltigen Spirale verhütet, sollte mit einem Überschuß rechnen, der mit Erbrechen und Reizungen der Schleimhaut einhergehen kann. Mit reichlich Zink können Sie sich vor einem Überschuß an Kupfer schützen.

Zink kontra Kupfer

Bei Lebererkrankungen, eingeschränkter Nierenfunktion oder Morbus Wilson, einer vererbten Kupferspeicherkrankheit, möglichst kein Kupfer anwenden!

Ideale Mengen für Erwachsene pro Tag

- Empfohlene Zufuhr: 2 bis 4 mg
- Therapeutische Zufuhr: 2 bis 4 mg (zusätzlich)

Fettsäuren – gute Fette können heilen

Die Hauptrolle unter den ungesättigten Fettsäuren spielen die Omega-3- und Omega-6-Fettsäuren. Die Neigung zu entzündlichen Erkrankungen führen Experten auf ein Mißverhältnis dieser beiden Fettsäuren in der Nahrung zurück. Deshalb nimmt ihre therapeutische Bedeutung zu. Chemisch gesehen besteht jedes Fett aus Glycerin und Fettsäuren. Bei den Fettsäuren unterscheidet man, je nachdem, wie viele Doppelbindungen sie enthalten, gesättigte (keine Doppelbindung) und ungesättigte Fettsäuren (eine und mehr Doppelbindungen). Ungesättigte Fettsäuren helfen, Blutfettwerte und die Gerinnungsneigung zu senken.

Ungesättigte Fettsäuren senken die Cholesterinwerte

Linol- und Linolensäure

Zu den ungesättigten Fettsäuren zählen die Linolsäure und Gamma-Linolensäure, die zur Aufrechterhaltung bestimmter Körperfunktionen unverzichtbar sind. Beide heißen auch Omega-6-Fettsäuren. Die Linolsäure kann im Körper in Gamma-Linolensäure umgewandelt werden, aus der entzündungshemmende Prostaglandine gebildet werden. Muttermilch enthält eine Fettsäure, die mit der Gamma-Linolensäure verwandt ist; davon profitieren gestillte Kinder, indem sie seltener etwa an Neurodermitis und Asthma erkranken.

Prostaglandine steuern als Botenstoffe den Blutdruck

Öle als wichtige Quelle

Die meisten Pflanzenöle enthalten Linolsäure, nicht aber Gamma-Linolensäure. Nur wenige Öle bieten genug davon: Borretschsamenöl besteht zu einem Viertel aus dieser Fettsäure, und das Nachtkerzenöl hat etwa zehn Prozent. Weitere Quellen sind Hanf- und Johannisbeerkernöl.

Schützen und heilen

Neueste Erkenntnisse deuten darauf hin, daß Gamma-Linolensäure zur Heilung von Neurodermitis beiträgt. Der Grund: Das Enzym, das die Linolsäure in Gamma-Linolensäure umwandelt, ist in seiner Funktion beeinträchtigt. Die Folge ist ein Mangel an Gamma-Linolensäure und entzündungshemmenden Prostaglandinen. Werden Betroffene innerlich und äußerlich mit dieser Fettsäure behandelt, können die Beschwerden verschwinden. Gute Erfahrungen haben auch Frauen mit prämenstruellem Syndrom mit der Fettsäure gemacht. Ihre Beschwerden wurden gelindert. Achtung: Wer Phenothiazine (Wirkstoff in bestimmten Medikamenten) zu sich nehmen muß, darf keine Omega-6-Fettsäuren zusätzlich einnehmen. Bei Kindern unter einem Jahr muß die Gabe unter ärztlicher Kontrolle erfolgen.

Innerlich und äußerlich anwenden

Ideale Mengen für Erwachsene pro Tag

- Empfohlene Zufuhr: nicht bekannt
- Therapeutische Zufuhr: 1 g, das sind 4 g Borretschsamenöl

Omega-3-Fettsäuren

Zu dieser Gruppe gehören die Alpha-Linolensäure, die Eicosapentaensäure und die Docosahexaensäure. Aus diesen Fettsäuren entstehen bestimmte Botenstoffe, die die Gefäße erweitern, eine übermäßige Gerinnselbildung verhindern und Herzrhythmusstörungen vermindern.

Fische und Leinöl als wichtige Quellen

Besonders reich an Omega-3-Fettsäuren ist Leinöl mit einem Gehalt von fast 60 Prozent, etwas weniger bietet mit 20 Prozent Hanföl. Einen Gehalt von fünf bis sieben Prozent weisen Weizenkeim-, Raps-, Soja- und Walnußöl auf. Kaltwasserfische enthalten rund 30 Prozent.

Hauptsächlich in Pflanzenölen

Schützen und heilen

Omega-3-Fettsäuren senken die Blutfette, besonders die Triglyceride, und den Blutdruck. Da sie die Blutgerinnung leicht hemmen, beugen sie Arteriosklerose vor. Bei allen entzündlichen Erkrankungen wie Rheuma, Darmentzündung oder Asthma mildern Omega-3-Fettsäuren die Entzündungen.

Bei Entzündungen heilsam

Ideale Mengen für Erwachsene pro Tag

- Empfohlene Zufuhr: 1 g
- Therapeutische Zufuhr: 1 bis 4 g, also mindestens 3 g Fischöl oder 1 EL Leinöl (vom Leinöl benötigen Sie mehr, da es erst in die wirksamen Fettsäuren umgewandelt werden muß).

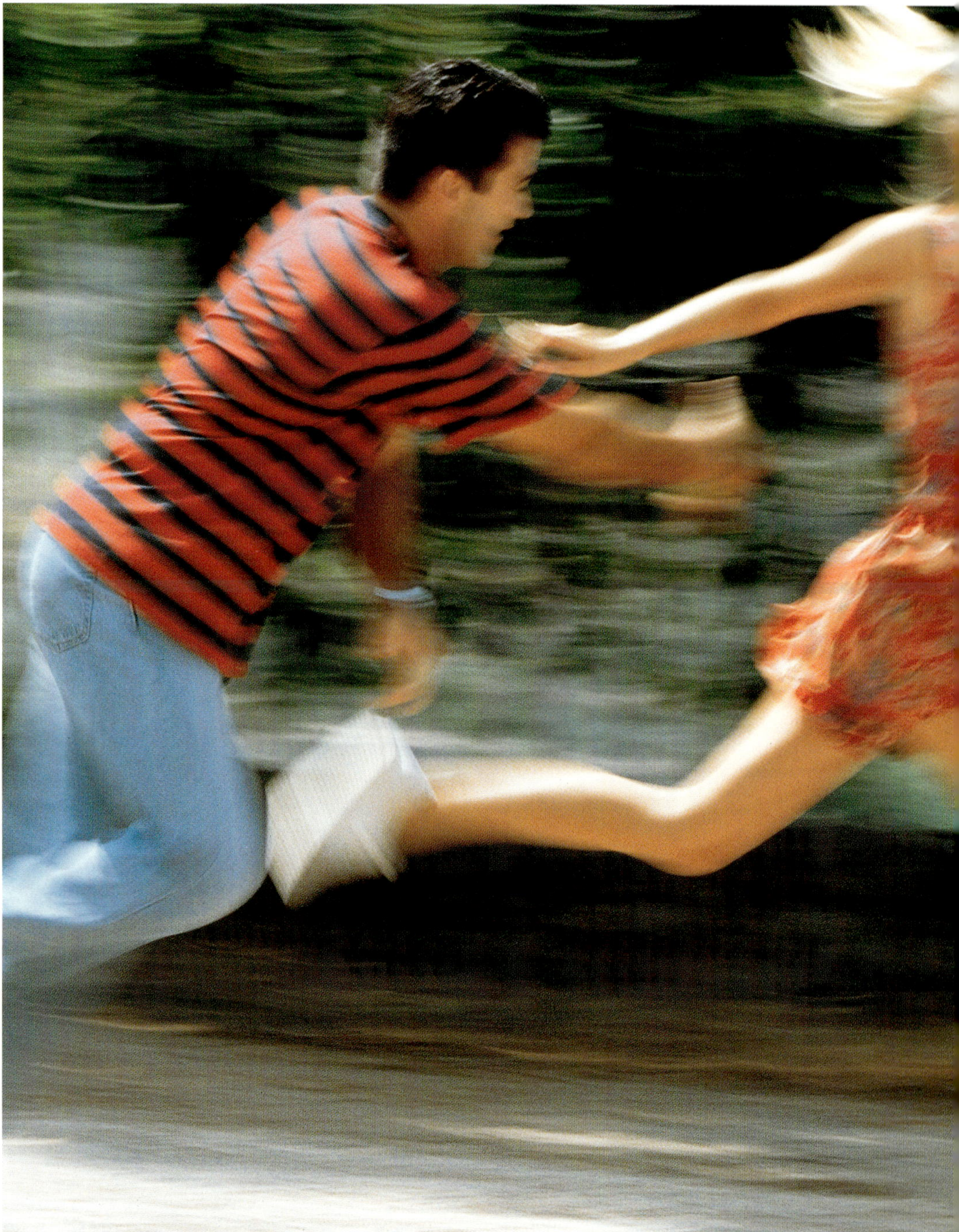

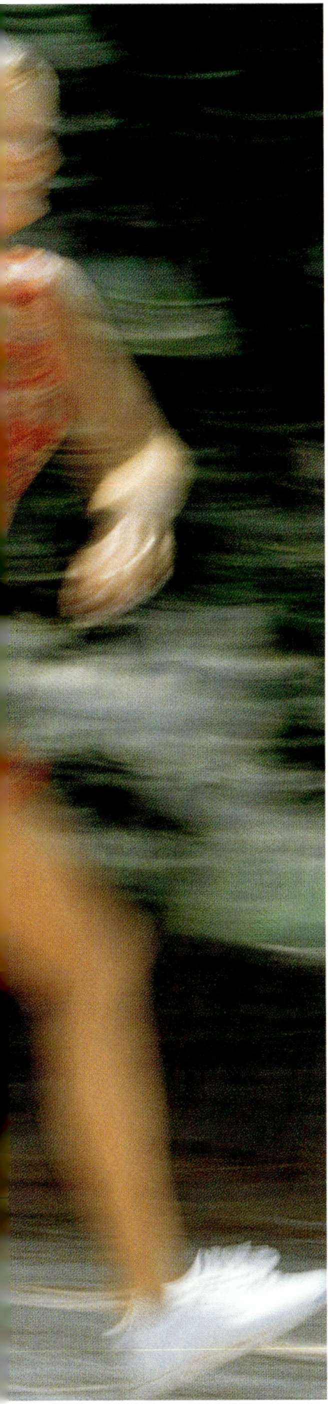

Gesund durch Nahrungsergänzung

Mit Hilfe von Vitalstoffen die Gesundheit fördern, Beschwerden lindern, Krankheiten heilen – das ist das Ziel der orthomolekularen Medizin. Der Grundgedanke: Durch die Einnahme der richtigen Nährstoffe läßt sich die Konzentration der lebenswichtigen Substanzen im Körper so verändern, daß es das Wohlbefinden stärkt. Im nächsten Kapitel erfahren Sie, welche Personengruppen einen besonderen Bedarf an Vitaminen, Mineralstoffen, Spurenelementen und Fettsäuren haben und wie dieser Bedarf durch Nahrungsergänzungsmittel gedeckt werden kann. Außerdem geht es darum, wie sich durch Nahrungsergänzungspräparate Beschwerden und Krankheiten behandeln lassen.

Zu Beginn der Nährstofftherapie

Während Vitaminmengen, die den normalen Bedarf übersteigen, wahrscheinlich Krankheiten vorbeugen können, ist eine ähnliche Wirkung bei den Mineralstoffen bislang nicht beobachtet worden. Zwar vermuten Wissenschaftler einen Zusammenhang zwischen Mineralstoffmangel und bestimmten Krankheiten, doch Beweise dafür fehlen noch. Sie versuchen derzeit herauszufinden, welche Vitalstoffe welche Krankheiten lindern können und welche Dosierungen dafür nötig sind.

Nährstofftherapie – ein Naturheilverfahren

Noch ist die Nährstofftherapie Neuland in schulmedizinischen und naturheilkundlichen Kreisen. Doch aus den bisherigen Erkenntnissen und Erfahrungen läßt sich als Beispiel die Eisenmangelanämie und deren Behandlung mit Eisen nennen. Spezielle Mißbildungen beim Ungeborenen lassen sich in den ersten Schwangerschaftswochen durch genügend Folsäure verhindern. Bei Wadenkrämpfen ist, so die Experten, Magnesium das Mittel der Wahl.
Trotz dieser Erfolge sollte niemand Nahrungsergänzungsmittel gedankenlos einnehmen. Das Motto »Viel hilft viel« ist nicht immer sinnvoll. Bei Erkrankungen führt nur eine gezielte Verknüpfung von mehreren Behandlungsmöglichkeiten zum Erfolg.

WICHTIG

Die Therapieempfehlungen in diesem Buch basieren auf langjährigen Erfahrungen und neuesten Forschungsergebnissen. Für einige Krankheiten und Empfehlungen gibt es mittlerweile so eindeutige Studienergebnisse, daß die Therapie mit Vitalstoffen als Teil eines umfassenden Behandlungskonzepts allgemein anerkannt ist.

Der erste Schritt – gesund leben

Ausgewogene Ernährung ist das A und O

Auch Menschen, die sich durch Nahrungsergänzungsmittel einfach nur ihre Vitalität, Fitneß und Gesundheit erhalten und ihre Leistungsfähigkeit steigern möchten, sollten Präparate nicht gedankenlos einnehmen. Jeder kann selbst eine Menge für sein Wohlbefinden tun! So ist eine

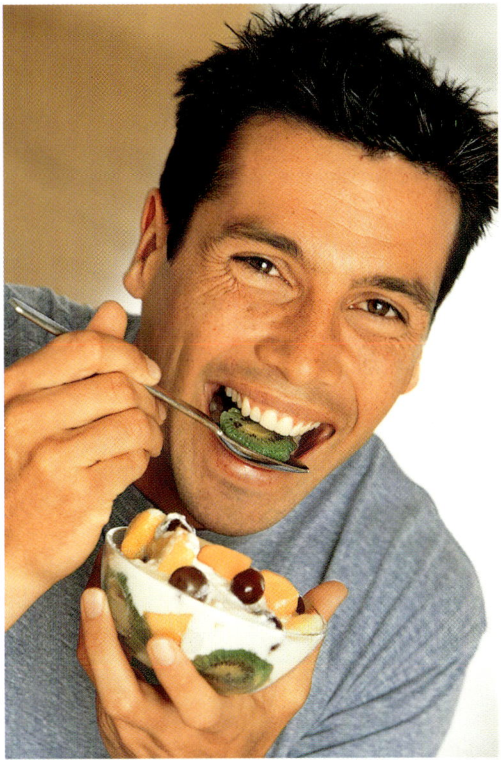

Für Ihre Vitalität sollten eine gesunde Lebensweise und Ernährung an erster Stelle stehen.

abwechslungsreiche Ernährung immer die wichtigste Basismaßnahme vor dem Griff zu Nahrungsergänzungsmitteln. Beachten Sie auch, daß Nahrungsergänzungsmittel bei vielen Krankheiten nur einen kleinen Baustein innerhalb eines ganzheitlichen Behandlungskonzepts darstellen. Es gibt Nährstoffe, die zwar einen positiven Effekt auf bestimmte Erkrankungen haben, etwa bei Asthma; doch bei der Behandlung steht das Einstellen des Rauchens vor der Nährstofftherapie.

Die Diagnose

Grundsätzlich sollten Sie die Einnahme von Nahrungsergänzungsmitteln mit Ihrem Arzt abstimmen! Die besten Heilerfolge werden Sie erzielen, wenn Sie zunächst von ihm eine Diagnose stellen lassen und er mit Ihnen das Behandlungskonzept abstimmt. Je nach Krankheitsbild und Ihrer persönlichen Einstellung kann sich dabei eine Kombination aus Nährstofftherapie, Naturheilverfahren und schulmedizinischen Maßnahmen als ideal erweisen.

Das Behandlungskonzept besprechen

Die Dosis macht's

Zur Behandlung der Krankheitsbilder auf den folgenden Seiten wurden nur Nährstoffe berücksichtigt, für die positive Effekte gesichert oder zumindest wahrscheinlich sind. Es wird jedoch selten möglich oder sogar nötig sein, alle angegebenen Mittel gleichzeitig einzusetzen.
Anzahl und Dosierung der Nährstoffe sollten stets an die persönliche Situation angepaßt werden. Die angegebenen Mengen sollten Sie täglich und bei chronischen Erkrankungen meist für längere Zeit, eventuell über Monate oder Jahre hinweg, einnehmen, sofern nichts anderes angegeben ist.

Je schwerer die Krankheit, desto höher die Dosis

Wenn der Bedarf steigt

Schwangerschaft und Stillzeit

Bis zum zweiten Schwangerschaftsmonat erlebt das Ungeborene die größten Wachstumsschübe. Dabei nimmt es sich aus dem Körper der Mutter, was es selbst zum Aufbau braucht. Das bedeutet, daß vor allem in den ersten Wochen der Schwangerschaft, aber auch in deren weiterem Verlauf bis in die Stillzeit der Bedarf an sämtlichen Nährstoffen steigt. Sprechen Sie mit Ihrem Arzt über Ihren besonderen Bedarf!

Je mehr Nährstoffe, desto besser

So helfen Vitalstoffe

Frauen sollten während der gesamten Schwangerschaft auf ausreichend Jod achten. Bis zur zwölften Woche beugt Folsäure einer Fehlbildung im zentralen Nervensystem des Embryos und einem ungewollten Abbruch der Schwangerschaft vor. Sie sollten am besten schon vor der Schwangerschaft mit der Einnahme beginnen. Von der 20. Woche an bis zum Ende der Stillzeit sorgt die Einnahme von Kalzium und Magnesium für mehr Sicherheit. Das Ungeborene braucht Kalzium zum Aufbau seines Skeletts, während Magnesium die Gefahr einer möglichen Frühgeburt bannt. Zusätzliches Vitamin D verbessert die Verwertung des Kalziums. Da Zink über die Zellneubildung am Wachstum des Kindes beteiligt ist und außerdem das Immunsystem stärkt, sollten sich Schwangere und Stillende in großzügigen Mengen damit versorgen. Zusätzliche Gaben von Eisen bewähren sich nur bei zu niedrigen Hämoglobinwerten der Mutter – dies sollten Sie von Ihrem Arzt überprüfen lassen.

Gegen Ende der Schwangerschaft ist der Bedarf am größten

Dosierungsempfehlung

- Jod:
  200 bis 250 µg täglich oder
  1 000 bis 1 500 µg pro Woche
- Folsäure: 0,4 bis 2,5 mg
- Magnesium: 300 bis 600 mg
- Kalzium: 1 200 mg
  (je nach Kalziumzufuhr durch die Nahrung)
- Vitamin D: 400 bis 500 I. E.
- Zink: 10 bis 20 mg
- Eisen: 10 bis 100 mg
  (nur bei nachgewiesenem Mangel)

Kinder brauchen mehr

Bei Klein- und Schulkindern ist die ausreichende Versorgung mit Vitalstoffen oft schwierig geworden: Einerseits enthalten die Lebensmittel weniger Nährstoffe, andererseits ist bei einer einseitigen Ernährung mit Fast food, Pizza und Kolagetränken die Versorgung mit Vital- und Nährstoffen häufig nicht gewährleistet. Um die geistige und körperliche Entwicklung zu unterstützen, kann Ihr Kind neben einer ausgewogenen Ernährung mit viel Obst und Gemüse einige ergänzende Vitalstoffe bekommen.

Für abwechslungsreiche Mahlzeiten sorgen

So helfen Vitalstoffe

Zur Vorbeugung von Rachitis sollten alle Kinder bis zum 18. Lebensmonat Vitamin D erhalten. Da selbst bei einer gesunden Ernährung die Jodversorgung nicht gesichert ist, sollten Kinder vorbeugend gegen Kropf Jodpräparate einnehmen. Sprechen Sie mit Ihrem Kinderarzt darüber!
Zink ist der wichtigste Mineralstoff für das Wachstum und fürs Immunsystem. Da gerade Fast food besonders zinkarm ist, kann zusätzliches Zink Wachstumsstörungen beheben und die Abwehrkräfte stärken.

Vitalstoffe für Kinder mit dem Arzt besprechen

Fluoreinnahme – pro & kontra

Die Einnahme von D-Fluoretten zur Kariesprophylaxe wird in der Fachwelt kontrovers diskutiert. Fluorid festigt den Zahnschmelz und macht widerstandsfähiger gegenüber Karies. Diesem Vorteil stehen Zahnschmelzdefekte, Knochenbildungsstörungen und eventuell ein erhöhtes Krebsrisiko als Nachteil gegenüber. Bei zuckerreicher Ernährung und schlechter Zahnhygiene scheinen Fluorgaben jedoch Vorteile zu haben.

Nach dem Essen Zähne putzen

Dosierungsempfehlung

- Vitamin D:
  200 bis 400 I. E.
- Jod:
  50 µg (Säuglinge)
  bis 100 µg (Kinder)
  bis 150 µg (Jugendliche)
- Zink: 3 bis 15 mg
  (Dosierung je nach Alter, besonders bei Wachstumsstörungen oder häufigen Infekten)
- Fluor: 0,25 bis 1 mg
  (Dosierung je nach Alter, bei zuckerarmer Ernährung und sehr guter Zahnhygiene sind zusätzliche Fluorgaben vermutlich entbehrlich)

Topfit beim Sport

Wenn Sie mehrmals in der Woche zum Ausdauertraining gehen, brauchen Sie mehr Energie und Nährstoffe – egal, ob Sie walken, joggen, radfahren, schwimmen oder tanzen. Auch Besucher von Fitneßstudios, die gezielt ihre Muskeln aufbauen, sollten auf eine gute Versorgung mit Nährstoffen achten.

Die besten Energiequellen sind Kohlenhydrate

Bei intensivem Muskeltraining wird körpereigenes Eiweiß aufgebaut. Bei Ausdauertraining ist dagegen der Sauerstoffumsatz und damit die Belastung mit freien Radikalen erhöht. Viele Jogger haben beim Laufen Wadenkrämpfe – ein Hinweis, daß Magnesium fehlt. Wer behauptet, Sportler bräuchten sehr viel mehr Eiweiß, hat Unrecht. Selbst bei einem Hochleistungstraining kann der Körper nicht mehr als sechs Gramm Muskeleiweiß täglich aufbauen. Diese Menge enthält zum Beispiel ein Glas Milch.

Kraftdrinks und Eiweißpulver sind unnötig

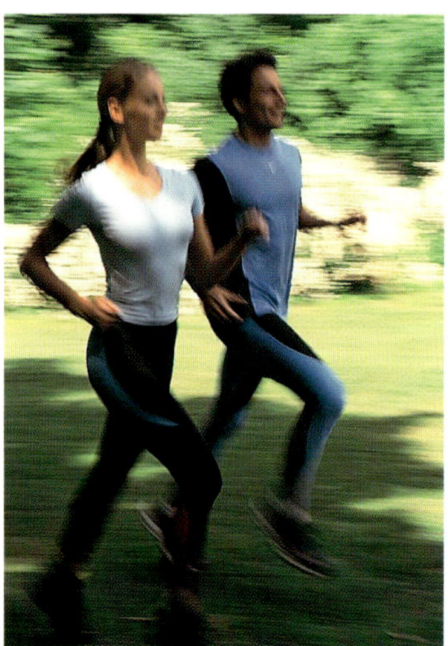

Zu einem gesunden Lebensstil gehört neben einer abwechslungsreichen Ernährung auch regelmäßige Bewegung.

So helfen Vitalstoffe

Kraftsportler, die regelmäßig in ein Fitneßstudio gehen, sollten auf eine optimale Zufuhr von Vitamin B_6 und Zink achten – beide Nährstoffe werden für den Muskelaufbau benötigt. Da Ausdauersportler einen hohen Sauerstoffumsatz haben, sollten sie mit den Antioxidantien Vitamin C und E der Gefährdung durch freie Radikale entgegenwirken. Wadenkrämpfe können sie durch Magnesium und Zink vermeiden. Coenzym Q_{10} verbessert die Energieversorgung.

Dosierungsempfehlung

Bei Training im Fitneßstudio:
- Vitamin B_6: etwa 20 mg
- Zink: etwa 20 mg

Bei Ausdauertraining:
- Vitamin C: 500 bis 1 000 mg
- Vitamin E: 200 bis 400 I. E.
- Magnesium: etwa 300 mg (wegen Durchfallgefahr nicht vor dem Wettkampf nehmen)
- Zink: etwa 20 mg
- Coenzym Q_{10}: 2mal 50 mg oder 3mal 30 mg

Vital auch im Alter

Wer das Älterwerden als einen natürlichen Prozeß betrachtet, wird damit generell besser umgehen können. Wer sich außerdem klarmacht, daß nach und nach die Funktionsleistung der inneren Organe abnimmt, daß Muskelgewebe zum Teil durch Fett ersetzt wird, daß sich die Knochensubstanz verringert und damit die Knochen brüchiger werden, daß die Haut faltig wird und an Elastizität verliert und die Aufnahmebereitschaft des Darms für viele Nährstoffe sinkt, sollte bereitwillig seine Ernährungsgewohnheiten und seinen Lebensstil überdenken.

Je älter, desto weniger Kalorien

Zwischen dem 25. bis 65. Lebensjahr sinkt der tägliche Kalorienbedarf – bei Frauen etwa um 20, bei Männern etwa um 25 Prozent. Da die meisten Senioren ihre Ernährung nicht den sich ändernden Bedürfnissen anpassen, sind Mineralstoff- und Vitamindefizite die Regel.

So helfen Vitalstoffe

Da älteren Menschen oft mehrere Nährstoffe gleichzeitig fehlen, sichert die Einnahme eines Multi-Vitamin-Mineral-Präparats den Tagesbedarf der meisten Nährstoffe. Zusätzlich hat sich viel Zink bewährt, weil es die Abwehrkräfte stärkt. Selen und Vitamin E unterstützen das Immunsystem und bekämpfen die freien Radikale, die den Alterungsprozeß vorantreiben. Vitamin D und Kalzium schützen vor Osteoporose. Störungen der Blutbildung werden durch Eisen und Vitamin B_{12} beseitigt.

Mit Zink Abwehrkräfte stärken

Dosierungsempfehlung

- Multi-Vitamin-Mineralstoff-Präparate
- Zink: 10 bis 40 mg
- Selen: 50 bis 200 µg
- Vitamin E: 200 bis 400 I. E.
- Vitamin D: 500 bis 1 000 I. E.
- Kalzium: etwa 1 000 mg
- Eisen: 10 bis 100 mg (nur bei nachgewiesenem Mangel)
- Vitamin B_{12}: 1 mg/Monat als Spritze

TIP!

Da Senioren zwar einen geringeren Energiebedarf haben, aber viele Vitamine und Mineralien brauchen, sollten sie möglichst nährstoffreiche Lebensmittel auswählen.
Viel Gemüse, regelmäßig Obst, wenig mageres Fleisch und reichlich Frischkost sollten daher den Speiseplan bestimmen.

Atemwege

Während wir ohne Nahrung im Notfall einige Wochen überleben können, ist dies ohne Atmung nicht einmal Minuten möglich. Die Atmungsorgane sind so zentral wichtig, daß selbst eine leichtere Erkrankung der Atemwege unser Wohlbefinden stark beeinträchtigen kann.

Erkältung, Schnupfen und grippaler Infekt

Eine Erkältung droht meist, wenn wir uns unterkühlen. Dann haben die Viren als Verursacher einer Erkältung leichtes Spiel: Durch die verminderte Durchblutung der Schleimhäute bei Kälte wird dieser Schutz des Immunsystems nachhaltig geschwächt, und die Viren können den Körper leichter angreifen.

Bei den ersten Anzeichen mit Vitamin C gegensteuern

Setzt sich eine größere Anzahl von Viren fest, kommt es gar zu einem grippalen Infekt (eine Grippe wird dagegen durch bestimmte Viren verursacht und verläuft oft schwerer). Der Schnupfen, meist Vorbote einer Erkältung, ermöglicht dann die Weiterverbreitung der Viren.

So helfen Vitalstoffe

Droht eine Erkältung, sollten Sie sofort und hochdosiert zu Vitamin C und Zink greifen. In Kombination können Sie die Infektion eventuell noch im Anfangsstadium besiegen. Trinken Sie am besten eine Zinklösung, indem Sie eine Brausetablette in Wasser auflösen. So tritt dieses virenhemmende Spurenelement mit der Halsschleimhaut in Kontakt und kann dort seine Wirkung entfalten. Vitamin C stimuliert die weißen Blutkörperchen und die Interferonproduktion – beides wichtige Abwehrmechanismen. Mit einigen Tropfen Echinacea-Preßsaft (Roter Sonnenhut) können Sie die Sofortmaßnahme unterstützen.

Zink bekämpft die Viren

Dosierungsempfehlung

- Vitamin-C-Pulver: 1 g (etwa 1/4 TL alle 2 Stunden in Wasser auflösen)
- Zink: 3 bis 6 mg alle 2 Stunden
- Echinacea-Preßsaft: 30 Tropfen (alle 2 Stunden pur oder in Wasser auflösen)

Ab dem zweiten Tag reicht die Einnahme dreimal täglich.

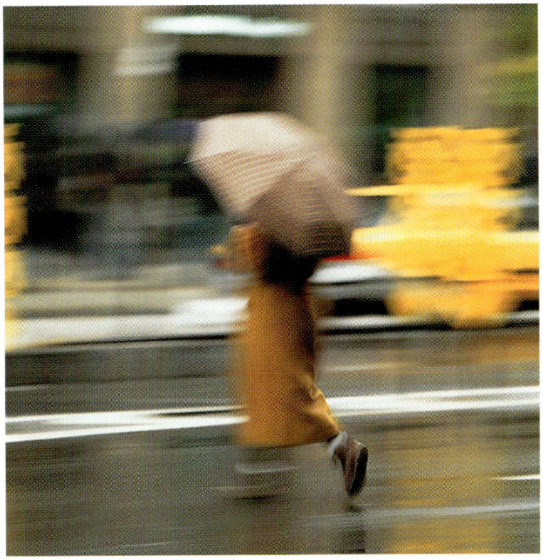

Viren haben in der kalten Jahreszeit oft leichtes Spiel.

Asthma bronchiale

Diese entzündliche Erkrankung der Bronchien – der kleinen Äste unserer Lunge – tritt meist anfallartig mit Hustenreiz und Atemnot auf. Die Bronchien verkrampfen sich, der Betroffene glaubt zu ersticken.

So helfen Vitalstoffe

Einige Asthmamittel erhöhen die Magnesiumausscheidung

Die Asthmabehandlung gehört immer in die Hand eines Arztes. Nahrungsergänzungsmittel können die Therapie jedoch unterstützen. Magnesium ist bei Asthma bronchiale, weil es krampflösend wirkt, das Mineral der Wahl. Auf lange Sicht kann Magnesium die Krampfneigung der Bronchien positiv beeinflussen. Auch Omega-3-Fettsäuren haben schon vielfach geholfen, da diese Fettsäuren mild entzündungshemmend wirken. Wissenschaftliche Studien haben gezeigt, daß in Ländern, in denen viele Lebensmittel mit Omega-3-Fettsäuren verzehrt werden, Asthma deutlich seltener auftritt.

Vitalstoffe lindern die Entzündungen

Wie bei allen entzündlichen Erkrankungen fallen auch bei Asthma vermehrt freie Radikale (aggressive Moleküle) an. Sie können mit Antioxidantien unschädlich gemacht werden. Selen, Vitamin C, E und Beta-Karotin bieten sich hier an.

Dosierungsempfehlung

- Magnesium: 300 bis 600 mg (bei Durchfall Dosis reduzieren!)
- Omega-3-Fettsäuren: 1 bis 2 g (zum Beispiel in Fisch, 1 EL Fisch- oder Leinöl enthalten sowie in Omega-3-Präparaten)
- Selen: 100 µg
- Vitamin-C-Pulver: 2mal 1 g (etwa 2mal 1/4 TL)
- Vitamin E: 200 bis 400 I. E.
- Beta-Karotin: 5 bis10 mg

Vitamin C in Wasser auflösen

WICHTIG

Reduzieren Sie nicht ohne Rücksprache mit Ihrem Arzt Ihre konventionellen Asthmamedikamente!

Bewegungsapparat

Regelmäßig Sport treiben

Ein bekanntes Sprichwort sagt: »Wer rastet, der rostet.« Wer sich wenig bewegt, täglich viele Stunden am Schreibtisch sitzt, der büßt Beweglichkeit und damit oft auch Lebensfreude ein. Sport und Gymnastik sorgen für Ausgleich zum Arbeitsleben und können Gelenkproblemen vorbeugen.

Rheuma

Morgensteifigkeit ist typisch

Nicht eine, sondern mehrere Erkrankungen fallen unter den Oberbegriff Rheuma. Mediziner zählen entzündliche Gelenkerkrankungen wie rheumatoide Arthritis (primär chronische Polyarthritis, PCP) oder auch die Spondylarthritis (Morbus Bechterew) dazu. Alle Formen verlaufen entweder chronisch oder in Schüben und sind von Schmerzen begleitet. Bleiben sie unbehandelt, werden die Gelenke zerstört.

So helfen Vitalstoffe

Ungesättigte Fettsäuren hemmen Entzündungen

Eskimos leiden kaum unter Rheuma. Dies führen Ärzte auf den hohen Gehalt an Omega-3-Fettsäuren in ihrer Nahrung zurück. Fische und Leinöl enthalten viel von diesen entzündungshemmenden Fettsäuren. Bis sie jedoch ihre optimale Wirkung entfalten, können Wochen bis Monate verstreichen.
Jede aktive Entzündung setzt freie Radikale (aggressive Moleküle) frei, die für die Gelenkzerstörung mitverantwortlich sind. Durch eine großzügige Einnahme von Antioxidantien wie Vitamin C, E, Selen, Zink und Kupfer können Sie sich vor diesen Angriffen schützen. Achten Sie auch auf genügend Kalzium, da unter der schmerzbedingten Bewegungsarmut eine Neigung zu Osteoporose besteht.

Dosierungsempfehlung

- Omega-3-Fettsäuren: 1 bis 2 g
- Vitamin C: 1 bis 2 g
- Vitamin E: bis 1 200 I. E.
- Selen: 50 bis 200 µg
- Zink : 20 bis 50 mg
- Kupfer: 2 bis 4 mg
- Kalzium: 500 bis 1 500 mg

Bei leichten Beschwerden kommen Sie mit Vitamin E aus.
Je schwerer die Erkrankung ist, um so eher sollten Sie die übrigen Vitalstoffe ergänzen.

Arthrose

Bei der Arthrose werden durch mechanische Belastungen Gelenkoberflächen zerstört. Meist sind Knie und Hüfte betroffen, da sie das Körpergewicht tragende Gelenke sind. Knorpel- und Knochengewebe werden krankhaft verändert. Die geschädigten Knorpelzellen lösen Entzündungen aus, infolgedessen schwillt das betroffene Gelenk an, und schließlich wird der Knochenabbau beschleunigt. Die Abnutzung der Gelenke führt zu starken Schmerzen, besonders typisch ist der Anlaufschmerz nach Ruhepausen und eine extreme Kälteempfindlichkeit der kranken Gelenke. Ursachen für den Verschleiß sind unter anderem Überbelastung durch Übergewicht und eine falsche Belastung.

Die möglichen Ursachen

So helfen Vitalstoffe

Kalzium und Vitamin D wirken dem Knochenabbau entgegen. Vitamin C und Vitamin E hemmen die Entzündungen. Gleichzeitig stimuliert Vitamin C die knorpelproduzierenden Zellen, wodurch der Knorpelabbau verlangsamt wird. Vitamin E dämpft die Schmerzen. Bei besonders hartnäckigen Schmerzen können eventuell hohe Dosen Niacin (Vitamin B_3) helfen.

Zur Linderung der Schmerzen

Dosierungsempfehlung

- Vitamin D:
  12,5 µg oder 500 I. E.
- Kalzium: 1 000 mg
  Beide Nährstoffe sollten Sie täglich auf Dauer einnehmen.
- Vitamin-C-Pulver:
  4 g (etwa 1 TL in einem Glas Wasser auflösen)
- Vitamin E: 400 mg
  Die beiden letzten Vitamine in schweren Fällen oder während einer entzündlichen Phase einnehmen.
- Niacin (Nikotinsäure): Beginnen Sie mit 2mal 500 mg täglich und steigern dann bis auf 3mal 1 g. Nehmen Sie Niacin versuchsweise bei nicht beeinflußbaren Schmerzen für drei Monate ein – bei deutlichen positiven Effekten auf Dauer.

TIP!

Wenn Sie übergewichtig sind, können Sie das Gelenk durch eine Normalisierung des Gewichts enorm entlasten. Heilfasten lindert die Beschwerden. »Bewegen ohne zu belasten« ist wichtig für die Ernährung des Gelenkknorpels. Fahrradfahren, Skilanglauf, Schwimmen sind daher meist günstige Sportarten für den Arthrotiker.

Entzündungen klingen durch Heilfasten ab

Osteoporose

Langsames Abnehmen der Knochenmasse ist normalerweise ein natürlicher Prozeß. Erst wenn die Knochendichte in sehr starkem Maß abnimmt, liegt eine Osteoporose vor. Besonders gefährdet sind Frauen nach den Wechseljahren, weil bei ihnen der »Knochenschutz« durch das Hormon Östrogen entfällt. Im fortgeschrittenen Stadium treten Rückenschmerzen auf, es bildet sich ein Rundrücken aus, und die Knochen werden brüchiger.

So helfen Vitalstoffe

Gymnastik bringt den Kreislauf in Schwung und stabilisiert die Knochen.

Kalzium ist der wichtigste Mineralstoff der Knochen. So beruht die Entmineralisierung der Knochen meist auf einer ungenügenden Zufuhr dieses Vitalstoffs. Auch Magnesium ist wichtig, weil es den Einbau von Kalzium in die Knochen fördert. Gleichzeitig fördert Vitamin D die Aufnahme von Kalzium aus dem Darm und den Einbau in die Knochen.

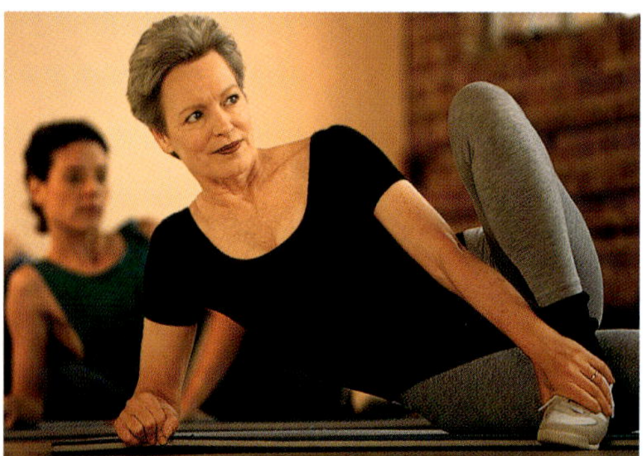

Nutzen von Fluor ist umstritten

Fluor erhöht die Knochendichte, ist aber unter Experten umstritten. Möglicherweise werden die Knochen durch Fluor spröder und brüchiger. Studien ergaben widersprüchliche Ergebnisse. Fluor sollten Sie deshalb nur nach ärztlicher Verordnung einnehmen.

WICHTIG

Ohne Belastung der Knochen wird kein Kalzium eingebaut! Daher sollten Sie auf regelmäßige Bewegung achten: Gymnastik, Spazierengehen, Joggen und Bewegungsspiele eignen sich besonders gut. Bei weit fortgeschrittener Osteoporose mit Bewegungsschmerzen können Sie durch Krankengymnastik, besonders im Bereich der Rücken- und Bauchmuskulatur, das Muskelkorsett kräftigen. Gute Alternativen sind auch Schwimmen oder Übungen im warmen Bewegungsbad.

Dosierungsempfehlung

- Kalzium: 500 bis 1 500 mg
- Magnesium: 240 bis 600 mg
- Vitamin D: 12,5 bis 25 µg oder 500 bis 1 000 I. E.

Bösartiger Tumor

Krebs

Die Diagnose Krebs bedeutet, daß ein unkontrolliertes Wachstum bösartiger körpereigener Zellen stattfindet. In jedem Organ gibt es verschiedene Arten von Zellen, die sich alle in Krebszellen verwandeln können. Doch bei der Vielfalt der Krankheitsbilder gibt es kein einheitliches Behandlungsschema. Statt dessen werden die Therapien zunehmend individueller, wobei sowohl die Erfahrungen der Schulmediziner als auch die der Naturheilkundler zum Heilungserfolg beitragen können. Entscheidend aber ist die aktive Mitarbeit sowie eine positive Grundhaltung der Betroffenen.

Eine positive Einstellung ist wichtig

So helfen Vitalstoffe

Naturheilkundlich orientierte Ärzte empfehlen zusätzlich zur konventionellen Krebstherapie die Behandlung mit Vitaminen und Mineralstoffen zur …

- Verbesserung des Wohlbefindens und der Lebensqualität
- Stärkung des Immunsystems nach einer Strahlentherapie oder Operation
- Verminderung der Nebenwirkungen einer Chemo- und Strahlentherapie oder einer Operation

Die antioxidativ wirkenden Vitalstoffe Beta-Karotin, Vitamine A, C und E, Selen und Zink sowie die Aminosäure Cystein und die Omega-3-Fettsäuren verbessern die Funktion des gestörten Immunsystems.

Zur Unterstützung der Krebstherapie

Dosierungsempfehlung

- Beta-Karotin: 15 bis 50 mg oder Vitamin A: 10 000 I. E.
- Vitamin-B-Komplex
- Vitamin C: 2 bis 10 g
- Vitamin D: 400 bis 1 000 I. E.
- Vitamin E: 200 bis 800 I. E.
- Zink: 15 bis 50 mg
- Selen: 100 bis 200 µg
- (Acetyl-)Cystein: 0,6 bis 2 g
- Omega-3-Fettsäuren: zum Beispiel 1 bis 4 g Fischöl oder 1 EL Leinöl

Unmittelbar nach der Diagnose oder nach einer Operation sollten alle Vitalstoffe eingenommen werden. Ist die Krebsgefahr gebannt, kann in den folgenden Jahren die Therapie mit Nährstoffen eingeschränkt werden.

Frauenprobleme

Viele Beschwerden im Bereich der weiblichen Geschlechtsorgane haben keine organischen Ursachen, sondern sind unter anderem die Folge eines instabilen Nährstoffhaushalts. Der Ausgleich eines Nährstoffdefizits kann hier manches Gesundheitsproblem lösen.

Prämenstruelles Syndrom

Viele Frauen leiden in den letzten zehn Tagen vor ihrer Monatsblutung unter den Symptomen des prämenstruellen Syndroms, die mit dem Beginn der Blutung rasch wieder verschwinden. In dieser Phase des Zyklus bestimmen Nervosität und depressive Verstimmungen den Alltag der Frauen. Die Brüste sind oft schmerzhaft gespannt, die Brustwarzen empfindlich gegenüber Berührungen. Viele Frauen klagen über Völlegefühl, Verstopfung, Übelkeit und Kopfschmerzen.

Beschwerden vor der Regel

So helfen Vitalstoffe

Die Fettsäure Gamma-Linolensäure wirkt wohltuend, da sie entzündungshemmend und milde entwässernd ist. Vielen Frauen hilft auch das Nervenvitamin B_6 und das Vitamin E, das bei allen Entzündungsprozessen für Linderung sorgt. Magnesium beseitigt krampfartige Unterbauchschmerzen vor oder während der Periode.

Magnesium wirkt krampflösend

Dosierungsempfehlung

- Gamma-Linolensäure: etwa 1 g
- Vitamin B_6: 50 bis 100 mg
- Vitamin E: 400 bis 800 I. E.
- Magnesium: 300 bis 600 mg (bei Durchfall die Dosis reduzieren!)

Nehmen Sie diese vier Mittel etwa ab dem zehnten Tag vor der Periode ein. Nach etwa drei Monaten sollte eine deutliche Besserung eingetreten sein.

TIP!

Wenn Ihr Arzt hohe Prolaktinspiegel nachgewiesen hat, sollten Sie zusätzlich 20 bis 40 Milligramm Zink und Mönchspfeffer (Vitex agnus castus) einnehmen. Meiden Sie in der zweiten Zyklushälfte Fleisch und tierische Fette.

Mastodynie

Die Mastodynie ist eine schmerzhafte Schwellung der Brüste, die oft vor der Monatsblutung auftritt. Organische Veränderungen sind bei diesem Krankheitsbild meist nicht nachweisbar.

So helfen Vitalstoffe

Gegen Schwellungen und Spannungsgefühl

Unter einer hohen Dosis Vitamin E nehmen die Schwellungen und das Spannungsgefühl häufig ab. Probieren Sie in Absprache mit Ihrem Frauenarzt eine Vitamin-E-Therapie mindestens sechs Wochen lang aus.

Dosierungsempfehlung

- Vitamin E: etwa 1 000 I. E.

TIP!

Heilpflanzen unterstützen

Idealerweise kombinieren Sie das Vitamin E mit einem gut dosierten Enzympräparat, wie es Sportler nach Verletzungen mit Schwellungen erfolgreich einsetzen. Pflanzliche Präparate aus Mönchspfeffer können diese Therapie zusätzlich unterstützen. Denn Mönchspfeffer stellt das hormonelle Gleichgewicht wieder her, indem er die Produktion des Gelbkörperhormons anregt.

Wechseljahre

Ein deutliches Zeichen für den Beginn der Wechseljahre ist, daß die Monatsblutungen unregelmäßiger werden. Bis sie ganz ausbleiben, verändert sich jedoch vieles. Diese Umstellungsphase ist geprägt von enormen hormonellen und vegetativen Veränderungen, mitunter auch von unangenehmen Beschwerden wie Hitzewallungen, Schweißausbrüchen und Schlafstörungen. Auch Nervosität, Herzjagen und Depressionen können, müssen aber nicht auftreten.

Typische Begleiterscheinungen

Für jede Frau sind die Wechseljahre auch eine Phase des Abschiednehmens, Umdenkens und Neubeginns. Nutzen Sie diese Chance, um Ihrem Leben eine neue Richtung zu geben.

So helfen Vitalstoffe

Hohe Dosen der Vitamine C und E lindern die Beschwerden etwas. Pflanzliche Heilmittel (Cimicifuga, das Wanzenkraut) können Sie zusätzlich zur Linderung der Beschwerden einsetzen.

Dosierungsempfehlung

- Vitamin E:
  400 bis 800 oder bis 1 200 I. E.
- Vitamin-C-Pulver:
  2mal 1 g (etwa 2mal 1/4 TL)

Haut

Die Haut ist das größte und vielseitigste Sinnesorgan. Sie schützt uns gegen Einflüsse von außen. Über unzählige Sinneszellen empfinden wir Wärme und Kälte, spüren Schmerzen, fühlen, wenn wir gestreichelt werden oder erröten. Auch Schlafmangel, ungesunde Ernährung mit viel zuckerhaltigen Nahrungsmitteln und psychische Probleme hinterlassen ihre deutlichen Spuren auf unserer Haut.

Akne

Ein Problem der Talgdrüsen

Die gemeine Akne (Akne vulgaris) ist eine entzündliche Hauterkrankung, die meist das Gesicht und den Hals betrifft. Dabei ist die Talgproduktion gesteigert, und die Ausgänge der Talgdrüsen sind verhornt. Die Folge: Es bilden sich Mitesser. Entzünden sich die durch Mitesser verstopften Talgdrüsen, entstehen Pickel oder eitrige Pusteln.

So helfen Vitalstoffe

Wissenschaftliche Studien haben gezeigt, daß Zink ähnlich wirkt wie eine Antibiotikabehandlung – es hemmt Entzündungen. Wenn es bei Frauen zu einem stärkeren Ausbruch der Akne vor der Menstruation kommt, so hat sich die Einnahme von Vitamin B_6 bewährt.
Positiv beeinflussen auch die antioxidativ wirkenden Nährstoffe Selen und Vitamin E die entzündlichen Prozesse.

Vitamin A nur vom Arzt

Eine Behandlung mit Vitamin A in hoher Dosierung über mehrere Wochen hinweg kann Akne heilen. Die Vitamin-A-Therapie muß jedoch ein in der Nährstofftherapie erfahrener Arzt durchführen, da diese Dosierung bereits im giftigen Bereich liegt! Wer an einer Niereninsuffizienz leidet, schwanger ist oder eine Schwangerschaft vermutet, darf deshalb nicht mit Vitamin A behandelt werden.

Dosierungsempfehlung

- Zink: 50 bis 100 mg über mindestens 3 Monate
- Vitamin B_6: 25 bis 50 mg, Beginn 10 Tage vor der Periode
- Selen: 100 µg
- Vitamin E: 200 bis 400 I. E.
- Vitamin A: 100 000 I. E. (nur unter ärztlicher Aufsicht!)

Neben der regelmäßigen Reinigung der Haut lindern Auflagen mit Heilerde oder Wickel mit schwarzem Tee den Juckreiz bei Neurodermitis.

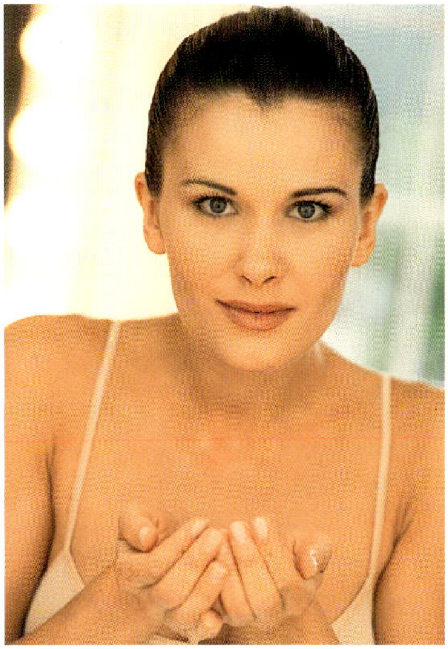

Neurodermitis

Die Neurodermitis ist eine entzündliche, oft in Schüben verlaufende Hauterkrankung. Trockene, gerötete Haut und unerträglicher Juckreiz machen den Betroffenen das Leben schwer. Sie beginnt meist in der frühen Kindheit, wobei die genauen Ursachen noch weitgehend unbekannt sind.

So helfen Vitalstoffe

Wer über mehrere Wochen bis Monate die entzündungshemmende Fettsäure Gamma-Linolensäure einnimmt, erreicht eine deutliche Verbesserung seiner Beschwerden. Sind nur kleinere Hautstellen betroffen, können Sie etwas Borretschöl direkt auf die betroffenen Stellen auftragen. Auch Vitamin A kann in hoher Dosierung zur Abheilung beitragen. Zusätzliche Gaben von Selen und Zink beschleunigen die Wundheilung.

Zur Wundheilung

Dosierungsempfehlung

- Gamma-Linolensäure: 1 bis 2 g innerlich (zum Beispiel in 1–2 TL Borretschöl)
- Selen: 50 bis 100 µg
- Zink: 20 bis 50 mg
- Vitamin A: 100 000 I. E. (nur unter ärztlicher Aufsicht!)

TIP!

Neurodermitiker reagieren oft mit Allergien auf Milch, Ei, Soja, Weizen, Erdnüsse oder andere Nahrungsmittel. Auch Zitrusfrüchte führen oft zur Verstärkung der Beschwerden. Eine Ernährung mit wenig tierischem Eiweiß und weitgehendem Verzicht auf Lebensmittel mit Zusatzstoffen hat vielen bereits geholfen. Auflagen mit Heilerde oder Wickel mit schwarzem Tee oder Eichenrinde auf die betroffenen Hautpartien lindern den Juckreiz. Auch ungelöste Konflikte oder schwierige Familienverhältnisse kommen als Ursache in Frage.

Auf Hausmittel zurückgreifen

Herz und Kreislauf

Das Herz ist nicht nur Sinnbild für Zuneigung und Liebe, sondern auch Symbol für das Leben. Aus medizinischer Sicht ist das Herz ein Muskel im Zentrum unseres Kreislaufs mit lebenswichtigen Aufgaben. Nur wenn das Herz ständig Blut durch die Gefäße pumpt, wird der Körper mit dem Lebenselixier Sauerstoff und Nährstoffen versorgt – eine Grundvoraussetzung für den Erhalt des Lebens.

Zentrales Organ

Herzinsuffizienz

Bei einer Herzinsuffizienz, auch Herzmuskelschwäche genannt, ist das Herz unfähig, eine ausreichende Pumpleistung zu erbringen. Aufgrund seiner verminderten Pumpleistung gelangt weniger Blut in den Kreislauf und staut sich vor der linken Kammer in der Lunge. Der Körper wehrt sich dagegen mit Atemnot und Reizhusten.

Bei einer leichten Insuffizienz stärken hochdosierte Weißdorn-Präparate die Muskelkraft. Ansonsten steht die medikamentöse Therapie mit herzentlastenden Mitteln, den »ACE-Hemmern«, im Vordergrund. Sie lindern die Beschwerden und halten das Fortschreiten der Insuffizienz auf. Digitalis-Präparate, die die Wirkstoffe des Fingerhuts enthalten, stärken das geschwächte Herz. Sammelt sich außerdem Wasser im Gewebe an (Ödeme), werden zusätzlich Entwässerungstabletten (Diuretika) verordnet.

Naturheilverfahren unterstützen die Herztherapie

So helfen Vitalstoffe

Die Entwässerungstabletten verursachen oft einen Mangel an Kalium und Magnesium. Durch diesen Mangel wird der Organismus empfindlicher gegenüber Digitalis-Präparaten und deren Nebenwirkungen. Diese beiden wichtigen Mineralstoffe sollten Sie dann großzügig zur Beseitigung des Mangels einnehmen. Q_{10} ist der Energiespender.

Gegen den Mangel

Dosierungsempfehlung

- Magnesium: 300 bis 600 mg (bei Durchfall die Dosis reduzieren!)
- Kalium: 1 bis 2 g
- Coenzym Q_{10}:
  3mal 30 mg oder 2mal 50 mg

Koronare Herzkrankheit

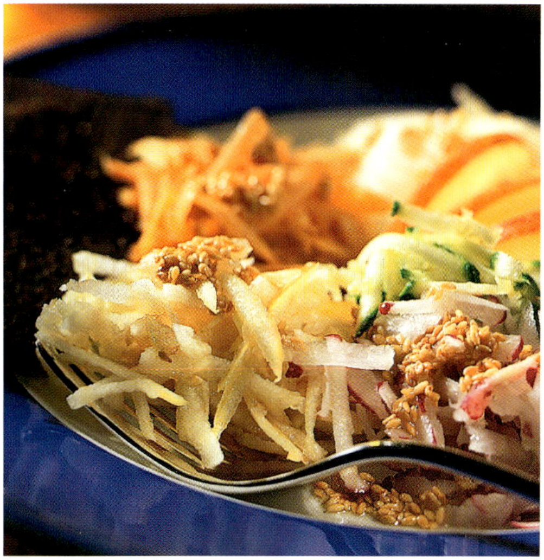

Darunter fallen Krankheitsbilder wie Angina pectoris und der Herzinfarkt, die schwerste Form der koronaren Herzerkrankungen. Beiden gemeinsam ist eine Verengung der Herzkranzgefäße, der Koronararterien. Normalerweise sind die Herzkranzgefäße elastisch, so daß das Blut ungehindert durchfließen kann. Durch Ablagerung von oxidiertem Cholesterin verengen sich die Gefäße, und infolgedessen verschlechtert sich die Versorgung der Gewebe mit Blut. Liegt eine hochgradige Verengung vor, wird der Arzt konventionelle Medikamente zur Erweiterung der Herzkranzgefäße verordnen, eventuell sogar operative Maßnahmen vorschlagen.

TIP!

Die erste und wichtigste Selbsthilfemaßnahme bei Rauchern mit koronarer Herzkrankheit ist, das Rauchen einzustellen.
Im zweiten Schritt sichert eine vegetarische Ernährung mit einem hohen Rohkostanteil die Versorgung mit den cholesterinsenkenden Ballaststoffen und lebenswichtigen Vitalstoffen. Eine weitere gesundheitsfördernde Maßnahme ist, regelmäßig Ausdauersport zu betreiben. Der Arzt wird Ihnen sagen, wie intensiv Sie sich dabei belasten dürfen. Sie sollten möglichst auch Streß abbauen, eventuell mit Hilfe von Entspannungsübungen.

So helfen Vitalstoffe

Da sich oxidiertes Cholesterin leichter an den Gefäßwänden ablagern kann, sollte die Oxidation verhindert werden. Antioxidativ wirkende Stoffe wie Beta-Karotin, Vitamin C und E sowie Selen erfüllen diese Aufgabe. Magnesium beseitigt Gefäßkrämpfe.

Essen Sie täglich Rohkost, damit Sie genügend Ballaststoffe bekommen.

Magnesium weitet die Herzkranzgefäße

Dosierungsempfehlung

- Beta-Karotin: 3 bis 6 mg
- Vitamin-C-Pulver: 1 bis 2 g (etwa 1/2 TL)
- Vitamin E: 200 bis 400 I. E.
- Selen: 50 bis 200 µg
- Magnesium: 300 bis 600 mg

Herzrhythmusstörungen

Das gesunde Herz schlägt normalerweise etwa 70mal pro Minute. Abweichungen von diesem Rhythmus – wenn es entweder zu schnell oder zu langsam schlägt – bemerkt der Gesunde oft gar nicht. Bei Nervosität oder unter dem Einfluß von Alkohol, Nikotin oder Koffein machen Unregelmäßigkeiten in der Herzschlagfolge als Herzstolpern oder Herzjagen schon eher auf sich aufmerksam. Meistens kommt es jedoch zu Extraschlägen, die ihren Ursprung in der Herzkammer oder in den Vorhöfen haben. Bei den meisten Menschen treten sie in Verbindung mit körperlichen oder seelischen Belastungen auf. Können diese ausgeschlossen werden, liegt möglicherweise eine Herzkrankheit zugrunde.

Störungen machen sich bemerkbar

So helfen Vitalstoffe

Häufig ist aber ein Magnesium- und/oder Kaliummangel die Ursache von Herzrhythmusstörungen. Deshalb sollten Sie in Absprache mit Ihrem Arzt immer erst eine Therapie mit diesen Mineralien versuchen, bevor Sie bei hochgradigen Störungen zu Antiarrhythmika greifen. Wissenschaftliche Studien haben gezeigt, daß Omega-3-Fettsäuren den langfristigen Folgen von Herzrhythmusstörungen, nämlich dem plötzlichen Herztod, erfolgreich vorbeugen.

Dosierungsempfehlung

- Magnesium: 300 bis 600 mg (bei Durchfall die Dosis reduzieren!)
- Kalium: 1 bis 2 g
- Omega-3-Fettsäuren: 1 bis 2 g (etwa 3 g Fischöl)

TIP!

Wenn eine Herzkrankheit oder andere Erkrankungen ausgeschlossen werden können, sollten Sie Ihren Genußmittelkonsum kritisch hinterfragen:

- Trinken Sie wenig oder keinen Alkohol, denn Alkohol bewirkt über eine erhöhte Magnesiumausscheidung die Entstehung von Rhythmusstörungen.
- Rauchen Sie am besten überhaupt nicht, weil Tabak direkt die Entstehung von Rhythmusstörungen fördert.
- Trinken Sie wenig oder keinen Kaffee, da Koffein die Magnesium- und Kaliumausscheidung erhöht.

Alkohol, Nikotin und Koffein meiden

Bluthochdruck

Ein hoher Blutdruck (Hypertonie) liegt bei Werten von über 160/95 mm Hg (mm Quecksilbersäule) vor, vorausgesetzt, er wurde unter Ruhebedingungen gemessen. Ideal sind Werte unter 140/85 mm Hg. Alles, was dazwischen liegt, nennen die Ärzte Grenzwertbluthochdruck.

So helfen Vitalstoffe

Magnesium wirkt ausgleichend

Magnesium und Kalium wirken leicht blutdrucksenkend. Das gilt auch für Omega-3-Fettsäuren, die über eine Erhöhung der Prostaglandine die Salz- und Wasserausscheidung verbessern und damit den Blutdruck senken können.

Dosierungsempfehlung

- Magnesium: 300 bis 600 mg (bei Durchfall die Dosis reduzieren!)
- Kalium: 1 bis 2 g
- Omega-3-Fettsäuren: 1 bis 2 g

Schlaganfall

Beim Schlaganfall (Apoplexie) führen Blutungen oder ein Gefäßverschluß eines Hirngefäßes zu einem Sauerstoffmangel oder gar einem Absterben im Hirngewebe – die Folge sind unter anderem Lähmungen und Sprachstörungen.

So helfen Vitalstoffe

Ginkgo-Präparate helfen

Wenn Sie gefährdet oder betroffen sind, sollten Sie Vitamin A oder Beta-Karotin vorbeugend einnehmen, da beide Vitalstoffe bei einem Schlaganfall die Sterblichkeit verringern und die neurologischen Schäden gering halten. Ginkgo-Präparate unterstützen die Hirnleistung.

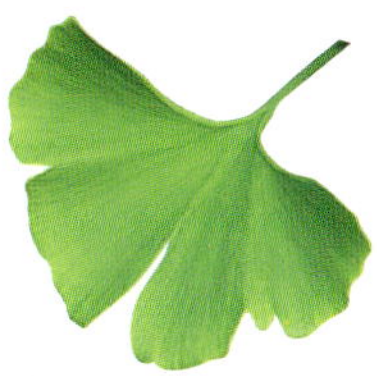

Dosierungsempfehlung

- Vitamin A: 10 000 I. E. oder Beta-Karotin: 6 mg

TIP!

Wenn Sie übergewichtig sind, sollten Sie Ihre Ernährung auf wenig tierisches Eiweiß sowie viel Gemüse, Salat und Rohkost umstellen und abnehmen. Das normalisiert meist auch den Blutdruck. Verzichten Sie aufs Rauchen, vermeiden Sie Streß durch Ärger und Leistungsdruck. Bleiben diese Maßnahmen zur Blutdrucksenkung erfolglos, sollte der Arzt blutdrucksenkende Mittel verordnen.

Nervensystem und Psyche

Das Nervensystem steuert lebenswichtige Körperfunktionen und unsere Reflexe. Es ermöglicht uns, Reize aus unserer Umwelt aufzunehmen und zu verarbeiten. Mit seiner Hilfe können Gedankengänge vollzogen und Gefühle geäußert werden. Das Gehirn, das eng mit der Psyche verbunden ist, löst Reaktionen des Nervensystems aus. Dabei hat der motorische Teil Einfluß auf unsere Muskeltätigkeit, während das vegetative, unwillkürliche Nervensystem die Nahtstelle zwischen Körper, Geist und Seele darstellt. Wenn uns etwas peinlich ist, erröten wir unwillkürlich. Seelische Vorgänge beeinflussen demnach unser Nervensystem und umgekehrt die Nerven unser seelisches Wohlbefinden.

Neuralgien und Polyneuropathien

Der Trigeminus-Nerv hat Einfluß auf das gesamte Gesicht

Neuralgien, medizinischer Ausdruck für Nervenschmerzen, sind bezeichnenderweise immer wiederkehrende oder chronische Schmerzen im Bereich eines einzigen Nerven, zum Beispiel der Trigeminus-Nerv im Gesicht.

TIP!

Bei Neuralgien hat sich die Behandlungsmethode TENS (transcutane elektrische Nervenstimulation) bewährt, bei der mit Hilfe von Elektroden Hautnerven elektrisch stimuliert werden. Sprechen Sie mit Ihrem Arzt darüber. Bei Polyneuropathien mit Hautbrennen bringt eine Capsaicin-Salbe Linderung.

Anregung der Hautnerven

Bei einer Nervenkrankheit (Polyneuropathie) kommt es dagegen meist zu Empfindungsstörungen oder gestörter Muskelbewegung an den Gliedmaßen. Ein schlecht eingestellter Diabetes mellitus und Alkoholmißbrauch führen häufig zu einer Polyneuropathie.

So helfen Vitalstoffe

B-Vitamine gegen Schmerzen

Sämtliche B-Vitamine sind Nervenvitamine. Sowohl bei Neuralgien als auch bei Polyneuropathien hat ein Vitamin-B-Komplex-Präparat eine günstige Wirkung.

Dosierungsempfehlung

- Vitamin B_1: 50 bis 100 mg

Migräne und Kopfschmerz

Kopfschmerz hat viele Ursachen

Es gibt verschiedene Kopfschmerzformen, die häufigsten sind jedoch Migräne und Spannungskopfschmerz. Migräne äußert sich oft als einseitige Kopfschmerzattacke, die mit Übelkeit und Sinnesstörungen einhergehen kann. Spannungskopfschmerz wird meist durch eine übermäßige Anspannung der Nacken- oder Kaumuskulatur ausgelöst. Doch auch zahlreiche andere Faktoren können Kopfschmerzen bewirken:

- Alkohol und auch Nikotin können Ursache sein.
- Entzieht man starken Kaffeetrinkern den Kaffee und damit das Koffein, entwickeln sich rasch körperliche Entzugserscheinungen, zu denen auch Kopfschmerzen gehören.

So helfen Vitalstoffe

Magnesium wirkt ausgleichend

Magnesium wirkt vegetativ ausgleichend und entkrampfend auf die Gefäße. Sie sollten es in hoher Dosierung vorbeugend einnehmen. Omega-3-Fettsäuren können die Häufigkeit und Intensität von Kopfschmerzen senken.

TIP!

Ein Schmerztagebuch führen

Kopfschmerzgeplagte, die regelmäßig Kaffee, schwarzen Tee oder Kolagetränke trinken, sollten unbedingt eine vierwöchige Abstinenzzeit einlegen. Führen Sie in diesen Wochen ein Schmerztagebuch, um den Kopfschmerzauslösern auf die Spur zu kommen und um sie anschließend zu meiden.

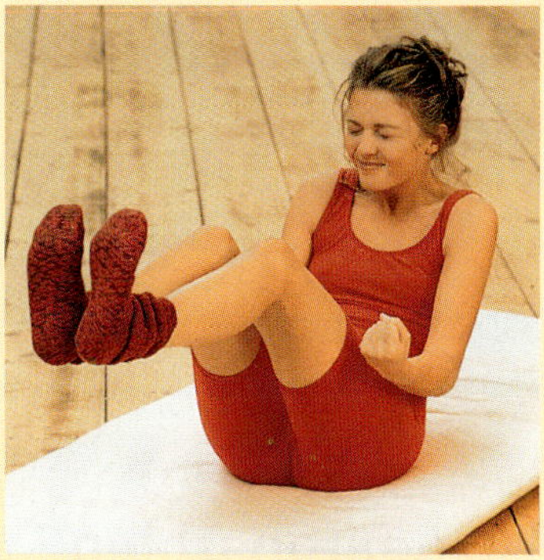

Vorbeugen können Sie auch mit regelmäßigem Ausdauersport, zum Beispiel Joggen, Schwimmen, Radfahren oder Spazierengehen. Squash oder Fußball sind dagegen ungünstig. Autogenes Training, Yoga oder Progressive Muskelentspannung (siehe Foto) mindern die Neigung zu Spannungskopfschmerzen. Ein »Gefäßtraining« – tägliches Trockenbürsten, Wechselduschen oder ein- bis zweimal pro Woche in die Sauna gehen – gibt den Gefäßen die richtige Spannung.

Dosierungsempfehlung

- Magnesium: 300 bis 900 mg
  Steigern Sie die Dosis stufenweise, etwa um 100 mg täglich. Bei Durchfall die Dosis um eine Stufe reduzieren, bis der Stuhl wieder normal ist.
- Omega-3-Fettsäuren:
  1 bis 2 g (in Fisch, 1 EL Fisch- oder Leinöl)

Depressionen

Statistiken zeigen, daß Depressionen (Schwermut) meist im frühen Erwachsenenalter sowie zwischen dem 50. und 60. Lebensjahr auftreten. Die häufigsten Formen sind die reaktive Depression, verursacht durch ein akutes belastendes Erlebnis, und die neurotische Depression, bei der verdrängte Konflikte abgewehrt werden.

Depressive zeigen keine Lebensfreude mehr, grübeln ständig nach, empfinden Angst und Unruhe, leiden unter Antriebslosigkeit, schlafen schlecht und sind unkonzentriert. Beeinträchtigt die Depression das Alltagsleben, sollte unbedingt die Hilfe eines Facharztes in Anspruch genommen werden. Er entscheidet über die Notwendigkeit, Art und Dosierung einer medikamentösen Therapie mit Antidepressiva.

Schwere Depressionen gehören in die Hände eines Arztes

So helfen Vitalstoffe

Bei leichten Depressionen wirkt Magnesium entspannend. Zink ist an der Synthese des wichtigen Botenstoffes Serotonin beteiligt, der für gute Laune sorgt. Die Vitamine B_1, B_3 (Niacin), B_6 und B_{12} als wichtige Nervenvitamine stabilisieren die Psyche. Und reichlich Vitamin C kann bei leichten Depressionen unterstützend hilfreich sein.

Antidepressiva verschreibt nur der Arzt

Dosierungsempfehlung

- Magnesium: 300 bis 600 mg (bei Durchfall die Dosis reduzieren!)
- Zink: 20 bis 40 mg
- Vitamin B_1, B_3, B_6 und B_{12}: als Kombinationspräparat
- Vitamin-C-Pulver: 2mal 1 g (2mal 1/4 TL in einem Glas Wasser auflösen)

TIP!

Hochdosierte Johanniskrautpräparate beeinflussen leichtere Depressionen ebenso positiv wie konventionelle Antidepressiva.
Gruppengymnastik und Ausdauertraining wie Laufen, Radfahren oder Schwimmen heben nachweislich erfolgreich die Stimmung.

Schlafstörungen

Vitalstoffe für erholsamen Schlaf

Körper und Psyche erholen sich regelmäßig beim Schlafen. Im Schlaf werden neue Kräfte für den nächsten Tag gesammelt und unangenehme Erlebnisse verarbeitet. Wer private Konflikte nicht austrägt, Probleme im Job hat und nicht löst, ein schwerverdauliches Abendessen einnimmt, zuviel Alkohol trinkt, braucht sich nicht zu wundern, wenn seine Nachtruhe gestört ist. Bei dem einen ist dann entweder das Einoder Durchschlafen gestört, der andere wiederum erwacht zu früh. Hält die Schlaflosigkeit über eine längere Zeit an, sollten Sie der Ursache auf den Grund gehen und sie beheben, statt zu Schlafmitteln zu greifen.

TIP!

Ein warmes Kräuterbad mit Melisse beruhigt und macht müde. Baldrian, Melisse und Hopfen wirken Wunder. Wem das nicht zusagt, der kann Entspannungstechniken erlernen.

So helfen Vitalstoffe

Vitamin B_6 gegen Alpträume

Magnesium wirkt leicht entspannend – besonders bei Magnesiummangel mit innerer Unruhe. Bei Alpträumen sollten Sie versuchsweise für einige Wochen Vitamin B_6 einnehmen.

Dosierungsempfehlung

- Magnesium: 300 mg abends
- Vitamin B_6: 50 bis 100 mg

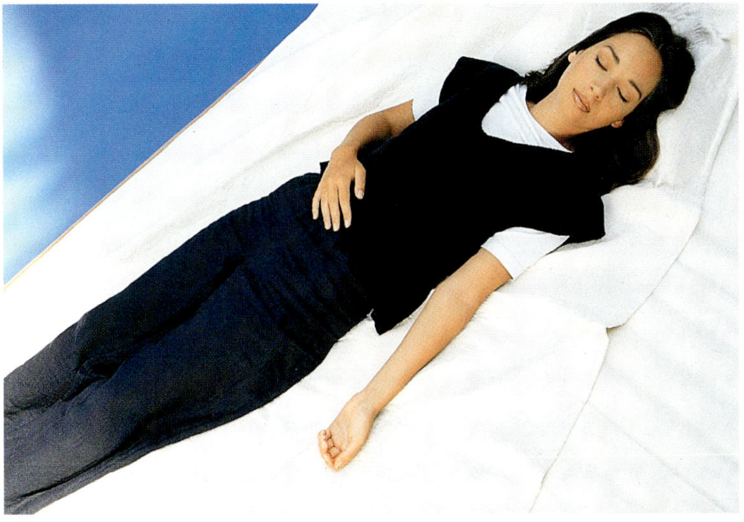

Ein Weg zu besserem Schlaf: sich bewußt um Entspannung bemühen.

Stoffwechsel

Die Gesamtheit der chemischen Vorgänge im Körper des Menschen wird als Stoffwechsel bezeichnet. Dazu gehört die Verarbeitung der Nährstoffe Eiweiß, Fett und Kohlenhydrate sowie Vitamine und Mineralstoffe.

Bereitstellung von Energie

Durch den Stoffwechsel wird lebenswichtige Energie freigesetzt, und alle Gewebe werden aufgebaut. Auch das richtige Zusammenspiel der Hormone gehört zu einem funktionierenden Stoffwechsel. Durch unsere Lebensweise und Ernährungsgewohnheiten können wir regulierend oder störend in den Stoffwechsel eingreifen.

Fettstoffwechselstörungen

Störungen im Fettstoffwechsel führen zur Erhöhung der Blutfettwerte. In erster Linie sind es die Triglyceride und das Cholesterin. Beide werden mit der Nahrung aufgenommen. Das Cholesterin wird sogar von der Leber gebildet und wird für den Aufbau der Zellmembranen gebraucht. Es ist aber auch für Ablagerungen in den Blutgefäßen verantwortlich. Sowohl Cholesterin als auch die Triglyceride führen zu arteriosklerotischen Erkrankungen wie Herzinfarkt oder Schlaganfall.

So helfen Vitalstoffe

Niacin hilft bei Störungen

Das B-Vitamin Niacin ist ein wissenschaftlich anerkannter Fettsenker. Es senkt deutlich die Triglyceride und leicht das Cholesterin. Dieselbe Wirkung haben hochdosierte Omega-3-Fettsäuren. Die Antioxidantien Selen, Vitamin C und E und Beta-Karotin senken die Fette zwar nicht, schützen das erhöhte Cholesterin aber vor Oxidation und damit vor Ablagerung an den Gefäßwänden.

Dosierungsempfehlung

- Niacin: 2 bis 4 g
  Beginnen Sie mit 3mal 250 mg zu den Mahlzeiten, steigern Sie dann die Dosis langsam je nach Verträglichkeit.
- Omega-3-Fettsäuren:
  1 bis 3 g (in Fisch, 1 EL Fisch- oder Leinöl)
- Antioxidantien: Vitamin E
  400 I. E. plus ein Antioxidantien-Kombinationspräparat.

Zuckerkrankheit

Von einer Zuckerkrankheit sprechen wir, wenn der Blutzuckerwert nüchtern 120, nach einer Mahlzeit 160 oder nach einem sogenannten Zuckerbelastungstest 200 Milligramm/Deziliter übersteigt. Nüchternwerte zwischen 100 und 120 oder Werte nach dem Essen zwischen 140 und 160 Milligramm/Deziliter liegen im Grenzbereich, und sie sollten immer wieder kontrolliert werden.

Während die jugendliche Zuckerkrankheit (Diabetes Typ I) nicht heilbar ist, könnten viele Menschen mit Alterszucker (Diabetes Typ II) ohne Insulin oder Tabletten auskommen. Dies gelingt aber nur, wenn die Betroffenen dazu bereit sind, abzunehmen, auf Dauer die Ernährung umzustellen und sich viel mehr zu bewegen.

Bewegung verbraucht Zucker

So helfen Vitalstoffe

Neben diesen Maßnahmen helfen Chrom, Zink und Magnesium, die Blutzuckereinstellung zu verbessern. Diabetiker sind mit diesen Mineralien oft unterversorgt, da sie bei hohen Zuckerwerten über die Niere vermehrt verlorengehen. B-Vitamine schützen die Nerven und damit vor diabetischen Spätschäden. Die bei Diabetikern oft gestörte Wundheilung wird durch Zink und Vitamin C verbessert.

Dosierungsempfehlung

Verbesserung der Zuckerwerte:

- Chrom: 100 bis 200 µg
- Zink: 20 bis 50 mg
- Magnesium: 300 bis 600 mg (bei Durchfall die Dosis reduzieren!)

Vorbeugung und Behandlung diabetischer Nervenschäden:

- Vitamin-B-Komplex, besonders die Vitamine B_1, B_6, B_{12} und Niacin

Verbesserung der Wundheilung:

- Zink: 20 bis 50 mg
- Vitamin-C-Pulver: 2mal 1 g (etwa 2mal 1/4 TL in einem Glas Wasser auflösen)

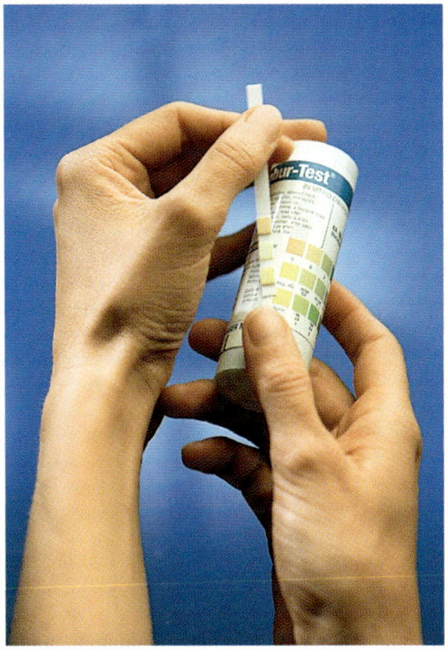

Mit Teststreifen aus der Apotheke können Diabetiker den Zuckergehalt im Urin selbst kontrollieren.

Verdauung

Der Darm mit seinen zahlreichen Falten und Zotten hat eine Gesamtoberfläche von erstaunlichen 400 bis 600 Quadratmetern. Er stellt damit die größte Kontaktfläche zu unserer Umwelt dar. Der Darm ist nicht nur das Zentralorgan unserer Verdauung, sondern auch unser wichtigstes Immunorgan.

Verstopfung

Die Zahl der Stuhlentleerungen ist zwar individuell verschieden, doch wer seltener als jeden zweiten bis dritten Tag seinen Darm entleeren kann oder harten Stuhl ausscheidet, leidet an Verstopfung (Obstipation). Die häufigsten Ursachen dafür sind eine ballaststoffarme Ernährung, zu wenig Trinkflüssigkeit und Bewegungsmangel.

Bringen Sie Ihren Darm in Schwung

Wählen Sie Vollkorn- statt Weißmehlprodukte. Wenn Sie es gut vertragen, essen Sie vor jeder Hauptmahlzeit Rohkost oder Salat und möglichst täglich frisches Obst. Verzehren Sie höchstens ein- bis zweimal pro Woche Fleisch und Wurst, statt dessen mehr Gemüsegerichte, die Ballaststoffe und Mineralien liefern. Vermeiden Sie Süßigkeiten, Fertigsaucen und Fertiggerichte. Trinken Sie täglich mindestens zwei Liter, am besten Wasser.

Ballaststoffe fördern die Verdauung

So helfen Vitalstoffe

Magnesium in hoher Dosierung regt die Tätigkeit der Darmmuskulatur an und wirkt leicht abführend. Wenn gleichzeitig ein Kaliummangel vorliegt, sollten Sie zusätzlich Kaliumpräparate einnehmen.

Dosierungsempfehlung

- Magnesium:
  300 bis 900 mg (bei Durchfall die Dosis reduzieren!)
- Kalium: 1 bis 3 g (nur bei nachgewiesenem Mangel)

TIP!

Nehmen Sie zusätzlich ein bis drei Eßlöffel Weizenkleie oder Leinsamen ein, und trinken Sie zu jedem Eßlöffel ein Glas Wasser, um eine Verstärkung der Verstopfung oder einen Darmverschluß zu vermeiden. Nehmen Sie keine synthetischen oder pflanzlichen Abführmittel ein außer Ballaststoffpräparaten!

Magen-Darm-Infekt

Darmgrippe wird durch eine bakterielle oder virale Infektion ausgelöst. Übelkeit, Erbrechen, Durchfall, schneller Herzschlag und Benommenheit sind dabei unangenehme Begleiterscheinungen. Sie tritt häufig in den Sommermonaten oder bei Reisen in warme Länder auf, wenn dort die hygienischen Verhältnisse nicht optimal sind.

Ungeschältes und Rohes meiden

Bei langanhaltenden Durchfällen oder Erbrechen mit starkem Flüssigkeitsverlust müssen Sie den Arzt benachrichtigen. Besonders bei Kindern und bei alten Menschen besteht die Gefahr der Austrocknung.

Das können Sie selbst tun

Da die stark geschädigte Darmschleimhaut kaum noch Nahrungsstoffe aufnehmen kann und die Erkrankung durch die Nahrungszufuhr eher verlängert wird, sollten Sie zunächst auf feste Nahrung völlig verzichtet.

Nichts essen und reichlich trinken

Die Verluste an Mineralien und Flüssigkeit können Sie durch viel Trinken ausgleichen. Bewährt haben sich stille Mineralwässer, Kräutertees und frisch gekochte, leicht gesalzene, fettlose Gemüsebrühen. Erst wenn Sie nicht mehr erbrechen und keinen Durchfall mehr haben, können Sie stufenweise Ihren Ernährungsfahrplan aufbauen:

- Zunächst Bananenpüree, geriebene Äpfel und/oder Zwieback, nach ein paar Tagen Kartoffeln, Gemüse und Brot, jedoch ohne Margarine oder Butter.
- Bei guter Verträglichkeit kommen anschließend eiweißhaltige Lebensmittel wie Quark und Sojaprodukte, zum Beispiel Tofu, dazu.
- Fetthaltiges Essen vertragen Sie erst am Ende der Erkrankung.
- Nehmen Sie von Anfang an mehrmals täglich 1/2 bis 1 Teelöffel Heilerde oder Kohle, sie binden die Giftstoffe der Infektion.

Heilerde und Kohletabletten binden Giftstoffe

So helfen Vitalstoffe

Den enormen Verlust an Flüssigkeit und Mineralien sollten Sie unbedingt ersetzen. Dabei können Sie industrielle Fertigmischungen aus der Apotheke oder eine selbst hergestellte Elektrolytlösung verwenden (siehe Kasten).

Mineralstoffverluste sofort ausgleichen

Einfache Elektrolytlösung

1 TL Kochsalz
4 EL Haushaltszucker
mit einem Liter abgekochtem Wasser mischen und über den Tag verteilt trinken.

Zum Nachschlagen

Bücher, die weiterhelfen

Bücher aus dem Gräfe und Unzer Verlag

Ambros, Eva (u. a.): *Gesundheit – Der neue große Familien-Ratgeber.*

Bielefeld, Jochen G.: *Ganz schön saftig!* Die besten Gesundheits-Drinks.

Bohlmann, Friedrich: *Essen als Medizin.* Genußvoll vorbeugen – natürlich heilen.

Elmadfa, Ibrahim (u. a.): *Die große GU Vitamin- und Mineralstofftabelle.*

Elmadfa, Ibrahim (u. a.): *GU Kompaß Nährwerte.*

Hopfenzitz, Petra: *GU Kompaß Mineralstoffe.*

Mühleib, Friedhelm: *Essen macht Laune.* Stimmungsmacher von Ananas bis Zimt.

Strunz, Ulrich: *Forever young.* Das Erfolgsprogramm.

Unger-Göbel, Ulla: *GU Kompaß Vitamine.*

Weitere Bücher zum Thema

Burgerstein, Lothar: *Burgersteins Handbuch der Nährstoffe.* Prävention und Therapie. Hüthig Medizinverlag, Stuttgart.

Pharmakus – rezeptfrei aus der Apotheke. Proteus Verlags GmbH, München.

Schmiedel, Volker: *Ganzheitliche Diätetik.* Ernährungsformen, Heilfasten, Orthomolekulare Medizin. Urban & Fischer, München.

Schmiedel, Volker/Augustin, Matthias: *Handbuch Naturheilkunde.* Methoden, Anwendung, Selbstbehandlung. Hüthig Medizinverlag, Stuttgart.

Adressen, die weiterhelfen

Arbeitskreis Jodmangel
Postfach 1541
D-64505 Groß-Gerau

Deutsche Gesellschaft für Orthomolekulare Medizin e. V.
Sittardstraße 21
D-41061 Mönchengladbach

Münchener Gesellschaft zur Förderung der Ortho Molekular Medizin e. V.
Zur Bergwiese 7
D-82152 Planegg

PreventNetwork
Schwarzenbergplatz 10
A-1040 Wien

Stiftung zur Internationalen Förderung der Orthomolekularen Medizin
Postfach
CH-8640 Rapperswil

Register

Das Original mit Garantie

IHRE MEINUNG IST UNS WICHTIG.
Deshalb möchten wir Ihre Kritik, gerne aber auch Ihr Lob erfahren. Um als führender Ratgeberverlag für Sie noch besser zu werden. Darum: Schreiben Sie uns! Wir freuen uns auf Ihre Post und wünschen Ihnen viel Spaß mit Ihrem GU-Ratgeber.

UNSERE GARANTIE:
Sollte ein GU-Ratgeber einmal einen Fehler enthalten, schicken Sie uns das Buch mit einem kleinen Hinweis und der Quittung innerhalb von sechs Monaten nach dem Kauf zurück. Wir tauschen Ihnen den GU-Ratgeber gegen einen anderen zum gleichen oder ähnlichen Thema um.

Ihr Gräfe und Unzer Verlag
Redaktion Gesundheit
Postfach 86 03 25
81630 München
Fax: 089/41981-113
e-mail:
leserservice@graefe-und-unzer.de

Impressum

Redaktion: Monika Rolle
Lektorat:
Dipl. oec. troph. Maryna Zimdars
Bildredaktion: Christine Majcen-Kohl
Umschlaggestaltung:
independent Medien-Design
Innenlayout: Heinz Kraxenberger
Herstellung: Daniela Petrini
Satz: Verlagssatz Lingner, Warngau
Lithos: MXM, München
Druck: Appl, Wemding
Bindung: Sellier, Freising

Fotos: Bavaria: Seite 15 (vcl). Focus: Seite 8 (James King-Holmes), 43 (Alfred Pasieka). GU-Archiv: Seite 28, 53 (Werner Blessing), 49 (Barbara Bonisolli), 87 (Ingolf Hatz), 68 (Andreas Hosch), 32 (Gudrun Kaiser), 89 (Tom Roch), 12 (Thomas von Salomon), hintere Umschlagseite, Seite 2, 6/7, 18/19, 22, 23, 24, 26, 27, 30, 34, 36, 38, 39, 44, 46, 50, 56, 58, 81 (Studio Reiner Schmitz), 85 (Christophe Schneider). IFA-Bilderteam: Seite 4 (tpl), 71. Mauritius: Seite 3, 62/63 (AGE). Reinhard-Tierfoto: Seite 83 (Hans Reinhard). Tony Stone: vordere Umschlagseite (Shaun Egan), Seite 11, 21 (Spike Walker), 65 (Chris Harvey). Stock Food: Seite 54 (Studio Bonisolli). The Stock Market: Seite 79 (Michael A. Keller Studio). Zefa-Madison: Seite 74.

ISBN 3-7742-4037-X

Auflage	5.	4.	3.	2.	1.
Jahr	04	03	02	01	2000

Wichtiger Hinweis

In diesem Ratgeber wird die Anwendung von Nahrungsergänzungsmitteln, vorwiegend von Vitaminen, Mineralstoffen und Fettsäuren, dargestellt – vor allem zur Gesunderhaltung, aber auch zur Vorbeugung und Bekämpfung von Mangelzuständen und zur Behandlung von Alltagsbeschwerden sowie therapieunterstützend bei Krankheiten. Jeder Leser ist aufgefordert, in eigener Verantwortung zu entscheiden, ob und inwieweit er Nahrungsergänzungsmittel zur Selbstbehandlung seiner Beschwerden oder als vorbeugende Maßnahme einsetzen möchte. Halten Sie sich bitte an die im Buch gegebenen Mengenangaben und Einnahmeempfehlungen. Erkrankungen mit ernstem Hintergrund gehören immer in medizinische Behandlung. Wenn Sie bereits in Behandlung sind, informieren Sie bitte Ihren Arzt, Heilpraktiker oder Therapeuten über Ihr Vorhaben, verstärkt Nahrungsergänzungsmittel einzusetzen. Auf keinen Fall dürfen ärztlich verordnete Medikamente ohne Rücksprache mit dem Arzt abgesetzt werden.